AF337067

DE

L'OBÉSITÉ

PAR

L. SEDAM WORTHINGTON

DOCTEUR EN MÉDECINE DE LA FACULTÉ DE PARIS,
DOCTEUR EN MÉDECINE DE LA FACULTÉ DE MIAMI (CINCINNATI, OHIO, U. S. A.),
M. A. DE L'UNIVERSITÉ DE YALE (NEW HAVEN, CONNECTICUT, U. S. A.).

« Non tam aliis legem pono, quam
« legem meæ mentis expono, quam
« qui probat, teneat, cui non placet,
« abjiciat. »

, CHAMBERS, p. 138.

PARIS

1877

A LA MÉMOIRE

DE MA MÈRE

———

A MON PÈRE

A MON AMI

Paul VERDÉ-DELISLE

INTRODUCTION.

J'ai présenté, au mois d'août 1875, ma thèse inaugurale sur l'obésité devant un jury de la Faculté de médecine de Paris composé de MM. les professeurs Ch. Robin (président), Charcot et MM. les professeurs agrégés Benjamin Anger et Duguet : je prie ces messieurs de recevoir mes remerciements pour l'extrême bienveillance avec laquelle ils m'ont jugé.

L'édition de ma thèse étant épuisée, je me suis mis à l'œuvre pour une nouvelle publication sur le même sujet après avoir pris conseil de M. Robin. Grâce à sa bonté pour ses jeunes confrères, j'ai pu mettre à profit et ses conseils et ses notes manuscrites.

Novice dans l'art d'écrire, à l'époque de ma thèse, j'ai pensé qu'il serait nécessaire d'apporter dans ce travail des modifications importantes.

Je dois à l'obligeance de MM. les professeurs Robin, A. Gubler, Bouchard (Charles), B. Teissier (de Lyon) et Martin-Damourette, de nombreux documents inédits et des plus intéressants; mon expérience personnelle m'a fourni des observations qui ont une certaine valeur.

J'ai puisé tous mes documents auprès d'auteurs sérieux, et ceux de mes confrères qui me feront l'honneur de me lire me sauront gré, au moins, de la bibliographie considérable que je leur ai présentée.

Les ouvrages, les éditions et les autres détails nécessaires pour contrôler les faits avancés, ou pour approfondir l'historique de la question, y sont indiqués avec grand soin. Je n'ai point la prétention d'avoir épuisé ce sujet, je crois, cependant, apporter quelques éléments nouveaux pour l'étude des différentes phases de la question.

C'est avec intention que je n'ai pas préconisé un traitement quelconque, car je me suis rappelé cet excellent précepte que j'ai si souvent entendu à l'École de médecine : «Monsieur, il n'y a pas de maladies, il n'y a que des malades, » et que je pourrais paraphraser ainsi : il n'y a pas d'obésité, il y a des obèses.

En effet, vu la différence des tempéraments, de la position de fortune, des complications, de l'étiologie même de l'obésité, il n'est pas possible d'indiquer un traitement unique. Chaque obèse présente des indications particulières dont le médecin peut seul être juge compétent.

Mon ami le Dr C. Calixtes Soulages m'a donné, dans la rédaction de ce travail, des nouvelles preuves d'une amitié que depuis dix ans je n'ai cessé d'apprécier.

« Nous ne saurions trouver d'expression suffisante pour témoigner notre reconnaissance envers la France, ce noble et généreux pays, où nous avons trouvé tant de sympathie et d'amis dévoués. »

Ces quelques lignes (extraites de ma thèse) sont l'expression d'un sentiment qui ne fait que grandir depuis que je les ai écrites.

L. Sedam Worthington.

Paris, 28 septembre 1877.

DE

L'OBÉSITÉ

CHAPITRE PREMIER.

CONSIDÉRATIONS PHYSIOLOGIQUES.

Les différents principes alimentaires, qui servent à la nutrition de l'homme, ont tous besoin, pour être assimilés, de subir un travail préalable, une véritable transformation chimique ou physique.

Les voies d'absorption, si nombreuses qu'elles soient, se réduisent, d'une façon générale, à un ensemble de vaisseaux plus ou moins ténus et d'une disposition variable suivant les organes, les régions ou les espèces animales, mais qui tous réclament la liquéfaction ou la réduction

-en particules d'une ténuité extrême des substances nutritives.

Pour quelques-uns de ces principes, c'est une modification chimique réelle; ainsi les matières amylacées (amidon, fécule) se métamorphosent, sous l'influence de la diastase salivaire, en dextrine d'abord, puis en glycose; les matières albuminoïdes (fibrine, albumine, caséine, glutine) donnent, par la réaction du suc gastrique un produit ultime connu sous le nom d'albuminose (Mialhe) ou mieux de peptone (Lehman).

Les matières dont j'ai spécialement à m'occuper, semblent, au contraire, ne subir que des modifications dans leur composition physique et moléculaire; elles sont émulsionnées, et l'on sait que le suc pancréatique et la bile sont les principaux agents de cette transformation.

Des recherches récentes ont paru démontrer que les graisses subissent une oxydation à des degrés variés, et qu'il y avait dès lors un véritable travail chimique dans l'absorption et dans la digestion de ces substances.

Pour ne prendre, tout d'abord, que les faits connus de longue date et vérifiés par toute une série d'expérimentateurs, les matières grasses ingérées subissent une véritable émulsion. Cette transformation se passe dans l'intestin grêle; il est à peu près avéré qu'elles traversent l'estomac sans subir d'autre changement qu'un certain degré de liquéfaction par suite de la température.

Longet (*Traité de physiologie*, t. I, p. 261) dit cependant que dans les digestions artificielles de viande chargée de graisse, il a vu, en agitant légèrement les bocaux, la graisse s'émulsionner un peu.

Beaumont, dans ses expériences célèbres sur son Canadien, dit (*Exper. and Observ. on the gastric juice and the physiology of digestion*, p. 96, Plattsburg, 1833) que la matière grasse pourrait prendre, à la longue, dans l'estomac, l'aspect d'une émulsion et se convertir en une sorte de fluide laiteux.

D'autre part, Marcet (*Medical Times and Gazette*, 1858, 28 août) a émis l'opinion que la bile ne pouvait émulsionner les matières grasses qu'autant que les acides gras ont été mis en liberté : l'estomac, selon lui, aurait la propriété de cette dissociation.

Quoi qu'il en soit de cette action restreinte et, du reste, soumise à contradiction, il est certain que c'est dans l'appareil intestinal proprement dit que se passe le travail de changement des matières grasses ; la bile et le suc pancréatique en sont les principaux agents.

C'est une opinion assez ancienne que celle qui attribue ce rôle à la bile : on en trouve un exposé dans le livre de Haller (*Éléments physiol.*, t. VI, p. 608).

Leuret et Lassaigne, Bouchardat et Sandras lui attribuent cette propriété ; Bidder et Schmidt l'ont même prouvé d'une façon irrécusable par l'expérience suivante : Un chien, dont le conduit cholédoque était lié, et qui portait une fistule biliaire, fut nourri pendant huit jours exclusivement de matières animales qui, pesant 4816 grammes, contenait 1280 grammes de résidu sec, composé de 1100 grammes de matières albuminoïdes et 180 grammes de graisse. Les fèces desséchées pesaient 138 grammes, dont 85 grammes étaient constitués par de la matière grasse : donc 95 grammes de graisse avaient été absorbés.

Cette expérience, tout en prouvant le rôle efficient de la bile dans l'émulsion et l'absorption des matières grasses, prouve qu'elle n'en est pas le seul agent.

Elle agit encore d'une autre façon, ainsi que nous le verrons tout à l'heure en traitant de l'absorption.

Eberle (*Physiol. der Verdaung*, 1834, p. 251) est le premier qui ait montré le rôle émulsif du suc pancréatique :

en faisant infuser dans l'eau pure le pancréas d'un bœuf, il a obtenu un liquide qui mêlé et agité avec de l'huile, acquiert bientôt l'aspect d'une émulsion. Par conséquent, le suc pancréatique est capable de maintenir la graisse dans un état d'extrême division et d'en former une émulsion.

Les expériences plus modernes de Cl. Bernard (*Du suc pancréatique et de son rôle dans les phénomènes de la digestion; Arch. gén. de méd.*, février 1849), de Bidder et Schmidt, de Colin, etc., ont confirmé l'exactitude des recherches d'Eberle.

Des faits pathologiques d'un haut intérêt, recueillis par différents observateurs, sont venus apporter la sanction de la clinique à cette découverte physiologique.

Dans plusieurs cas d'altération du pancréas (cancer, induration, etc.), on a trouvé une certaine diminution dans la digestion des graisses.

Les faits contraires existent à la vérité, mais on en trouve une explication assez plausible dans ce fait, démontré par les recherches de Pettenkofer et Voit, que la graisse provient en presque aussi grande quantité de la transformation des matières albuminoïdes que de l'ingestion des aliments gras.

En résumé, pour être absorbées, les matières grasses subissent au préalable un travail de liquéfaction, d'émulsion qui facilite, aidé d'autres causes très-variées, leur pénétration dans le torrent circulatoire. Voyons maintenant quelles sont les voies d'absorption, quelles en sont les causes et le mécanisme ?

Les principes gras de l'alimentation sont absorbés par la muqueuse intestinale, et d'une façon plus spéciale par la muqueuse de l'intestin grêle.

Les lymphatiques terminaux des villosités sont le réceptacle commun des particules émulsionnées. Différentes

explications ont été données sur la manière dont se fait
cette pénétration. Comme toutes reposent plus ou moins
sur une façon différente d'envisager la structure de la villosité et particulièrement de son revêtement épithélial, il
nous semble utile de résumer en quelques lignes les connaissances anatomiques sur ce sujet.

Les villosités sont formées par des saillies, variant de
0,004 à 0,008 de hauteur, étendues sur toute la surface de
la muqueuse de l'intestin grêle, se montrant sur le côté
droit de la valvule pylorique pour finir au côté correspondant de la valvule iléo-cæcale. De forme assez peu régulière (pyramide mamelonnée), mais se rapprochant toutes
de la forme conique, elles sont assez rapprochées les unes
des autres pour donner à l'intestin l'aspect d'une tunique
veloutée ; on en compte douze par millimètre carré, d'après
Sappey, dix-huit à trente et une d'après Kölliker. Leur
structure est uniforme ; constituées par un prolongement
de la muqueuse, avec les vaisseaux sanguins et lymphatiques et son tissu fondamental (tissu conjonctif cytogène),
elles offrent un revêtement épithélial. Au milieu de la substance qui forme, pour ainsi dire, la trame de chaque villosité, on rencontre des vaisseaux sanguins très-nombreux
qui offrent des dispositions toutes particulières, fort bien
étudiées par M. Defoix dans un intéressant travail (*Etude
anatomo-physiologique sur les vaisseaux sanguins de l'intestin grêle*. Thèse de Paris, 1874), auquel nous empruntons
ce qui suit :

« Le vaisseau efférent, la veine, est un gros tronc qui
ramène à lui seul tout le sang de la villosité ; il naît brusquement des capillaires qui, au sommet, forment un
chevelu abondant et serré, résultant de la convergence
rapide de trois ou quatre rameaux dilatés. Presque tous
les vaisseaux qui lui donnent naissance convergent vers
le sommet, mais on en trouve encore quelques-uns plus

petits qui viennent s'y réunir vers la partie moyenne. Le
vaisseau afférent, l'artère, marche dans l'axe de la villosité,
parallèlement à la veine, mais en étant toujours indépen-
dant et à une certaine distance. Elle ne communique avec
cette dernière qu'au sommet de la villosité et par un système de capillaires qui offrent une disposition qu'on ne
rencontre sur aucun autre point de l'organisme ; ce réseau
capillaire est formé par trente ou quarante petits vaisseaux
qui vont de la base au sommet en ligne assez directe,
s'envoyant des anastomoses transversales ou obliques,
d'où résultent des mailles irrégulièrement quadrangulaires;
ces mailles vont en s'élargissant à mesure qu'elles se rap-
prochent du plan de la muqueuse. »

Ces résultats sont, il est vrai, formellement contredits
par les recherches de Arnold Hiller, dans un travail paru
dans *Arbeiten aus der physiolog. Anstalt zu Liepzig*, 1873.
Cet auteur dit que, dans aucune espèce animale, on ne
rencontre cette disposition classique d'une artère montant
jusqu'au sommet d'une veine, en descendant, et d'un réseau capillaire intermédiaire. D'après lui, l'artère se résout
en capillaires avant d'avoir atteint le sommet, et la veine
se constitue toujours vers la base.

Chaque villosité possède un chylifère central (les plus
grosses en possèdent deux autres unis entre eux par des
anastomoses) à parois très-minces, formées par un épithélium à cellules aplaties, bien décrites par Recklinghau-
sen (*Die Lymphgefasse und ihre Beziehung zum Bindege-
webe*), Auerbach et His.

Ce dernier auteur a même cru voir des stomates sur les
parois de ce chylifère. Brücke a découvert des fibres musculaires formant des faisceaux parallèles à l'axe de cette
saillie.

His, Moleschott, ont décrit aussi des fibres transversales ; niées par Kölliker et Frey, elles ont été admises par

Thanhoffer dans un récent travail sur la structure de la villosité (*Pflüger's Archiv*, 1873, p. 391-443). Ce même auteur a décrit des cellules volumineuses grenues, à plusieurs prolongements, offrant toute l'apparence et toutes les réactions de cellules ganglionnaires ; on les rencontre tantôt à la base, tantôt à la partie moyenne de la villosité. Elles se mettent en connexion avec des parties de substance finement granuleuse, à peine fibrillaire, renfermant des noyaux, identiques, en un mot, au plexus nerveux d'Auerbach. C'est surtout sur la structure et la disposition du revêtement épithélial que portent les dissidences des histologistes. Cet épithélium consiste, d'une façon générale, en une simple couche de cellules cylindriques, légèrement rétrécies à leur extrémité inférieure. D'après Kolliker, approuvé par Funke, la paroi libre de ces cellules est marquée de stries perpendiculaires et parallèles, dirigées dans le sens du grand axe de la cellule.

Brettauer et Steinach voyaient là une série de petits cylindres ou bâtonnets unis distinctement au tissu cellulaire.

Pour Heidenhain, Eimer, Balogh, etc., cette apparence de canalicules tient à la réunion de fins prolongements analogues aux cils vibratiles.

Letzerich avait cru trouver dans la disposition spéciale de ces cellules l'explication du phénomène physiologique de l'absorption. Il avait reconnu entre les cellules épithéliales une série de vacuoles ouvertes du côté de la cavité intestinale et se continuant par son extrémité profonde avec un tube étroit qui communique ultérieurement avec le chylifère central. Cette disposition a été décrite d'une autre façon par Gruby et Delafond sous le nom d'*epithelium capitatum* ; il est à peu près prouvé aujourd'hui que ces différentes modalités ne tiennent qu'à des modifications des cellules épithéliales sous l'influence de la bile ou de l'eau.

Thanhoffer (*loc. cit.*) a vu que la base des cellules était surmontée de prolongements filiformes qui communiquent avec les cellules plasmatiques du corps de la villosité; il a de plus rencontré souvent un autre prolongement plus grêle, plus long, aboutissant à une cellule qu'il regarde comme de nature nerveuse.

D'autre part, les cellules plasmatiques de la papille communiquent non-seulement avec les cellules épithéliales, mais avec le chylifère central; il y a donc, d'après cet auteur, une relation directe de continuité entre l'épithélium et le lymphatique. Nous allons étudier maintenant les applications de ces recherches anatomiques à l'étude de l'absorption des matières grasses.

Les graisses passent dans les vaisseaux chylifères; ce premier point est incontestable. Il suffit en effet d'examiner les villosités intestinales d'un chien dans la période de digestion des aliments pour voir ces organes turgescents, gonflés et remplis par des globules graisseux; le chylifère charrie un suc lactescent, blanchâtre, chargé de graisse émulsionnée. Pour les auteurs qui admettent, comme Gruby et Delafond, des renflements excavés dans la cellule épithéliale, la graisse pénètre de prime abord dans ces cellules qui la transforment, peu à peu, en chyle proprement dit. Pour Kölliker et ceux qui ont reconnu des canalicules, la pénétration est directe.

Küss (Thèse de Finck, *Physiologie de l'épithélium*, Strasbourg, 1854) n'admet pas que la graisse pénètre en nature dans les cellules de l'épithélium; ces cellules, suivant lui, formeraient la graisse aux dépens du chyme par un phénomène de nutrition. Il se passerait dans l'intestin un phénomène analogue à celui qui se passe dans le tissu cellulaire dans l'engraissement; ce ne serait pas une simple imbibition, une pénétration, mais bien un véritable travail d'élaboration physique et chimique.

Goodsir avait remarqué (*Edinburgh new Philosophical journal*, 1842) la facilité avec laquelle se détache l'épithélium intestinal pendant la digestion; il était parti de ce fait pour admettre cet état anormal comme tout à fait physiologique. Selon lui, l'épithélium tombant, la graisse pouvait pénétrer directement dans le parenchyme de la villosité et gagner de là les voies lymphatiques. D'après les recherches de Thanhoffer, que nous citons plus haut, il faudrait admettre, comme parfaitement prouvées, ces communications de cellules épithéliales avec le chylifère par l'intermédiaire des cellules plasmatiques. Voici, pour cet auteur, comment se passerait ce phénomène. Les particules graisseuses sont en quelque sorte saisies par les cils qui deviennent plus raides, plus courts et plus trapus : elles cheminent ainsi dans les intervalles qui règnent entre les cils et finissent par arriver dans le protoplasma proprement dit de la cellule.

Quand ce protoplasma est gorgé de graisse, les cils rentrent, disparaissent; l'aspect strié du bourrelet s'efface. Une fois déposée dans la cellule épithéliale, la graisse pénètre, sous l'influence de causes adjuvantes, dans les prolongements conjonctifs pour arriver ainsi directement au chylifère central. Entre cette théorie et celle exposée par Erdmann, qui avait paru jusqu'alors la plus probante, il existe cette différence assez capitale que la graisse circule, pour Thanhoffer, dans un système de canaux préétabli, et non dans les interstices du tissu conjonctif, comme le disait Erdmann.

Ces résultats, tout probants qu'ils paraissent, ne sont pas admis d'une façon générale ; j'ai tenu à les exposer tels quels, car ils donnent une idée des connaissances les plus modernes sur cette question délicate.

Différentes causes adjuvantes viennent favoriser cette pénétration, ou, pour parler d'une façon plus générale, l'absorption des matières grasses; nous en distinguerons surtout trois principales, les mouvements de l'intestin, la présence de la bile, et enfin les modifications de la circulation sanguine. Il faut y ajouter, bien entendu, l'action de la température centrale qui entretient à un état de liquéfaction suffisante les graisses émulsionnées par les diverses sécrétions glandulaires.

Les mouvements péristaltiques de l'intestin ont pour but de favoriser la progression de la masse alimentaire dans le long parcours qu'elle a à suivre de l'estomac à l'orifice terminal du tube digestif; mais en même temps ces mouvements exercent une pression qui facilite l'excrétion des sucs glandulaires et l'absorption des matières assimilables. Les villosités sont elles-mêmes le siége de contractions en quelque sorte indépendantes qui accélèrent et renouvellent constamment ce phénomène; la bile, d'après Schiff, serait un des principaux agents de ces contractions musculaires.

La bile émulsionne les graisses, mais elle facilite encore leur absorption par une action de simple présence sur la muqueuse intestinale.

Ch. Williams, dans un travail couronné par *The Boylston medical Society* (in *The Boston medical and surgical Journal*, 1874), a établi par une série d'expériences faites comparativement avec une membrane sèche et une membrane humectée de différents liquides, et de la bile que :

1º Le passage des graisses neutres à travers des canaux capillaires ou de pores est favorisé par la présence de la bile dans ces pores ;

2º Que ce phénomène se produit plus facilement, si la bile est alcaline, plus difficilement, lorsqu'elle est acide;

3º Que lorsqu'elles ont traversé des membranes hu-

mectées de bile, les matières grasses paraissent plus finement divisées que si l'on a employé un autre liquide pour
mouiller la membrane; cette circonstance montre bien
qu'il s'est produit une modification dans la cohésion moléculaire de la substance grasse.

Enfin, la circulation sanguine, par la disposition spéciale de ses canaux dans la villosité entretient des conditions favorables à l'absorption et en active le fonctionnement.

Le système périphérique est en effet disposé plus spécialement : les vaisseaux y sont fins, à minces parois; ils
sont superficiellement placés ; enfin, ils sont dilatés.

Cette absorption des matières grasses ne peut pas, à elle
seule, rendre compte de la quantité de graisse accumulée
dans l'organisme; celle-ci est, en effet, dans certains cas,
hors de la proportion avec la quantité ingérée. Aussi a-t-on
dû chercher les modifications qui pourraient survenir dans
l'alimentation mixte, c'est-à-dire composée de féculents,
de matières albuminoïdes et de graisse. Et d'abord, les
matières féculentes peuvent-elles amener l'augmentation
de la graisse dans l'économie, soit par une transformation
directe, soit par une action secondaire sur la nutrition?

Cette question a été discutée avec autorité devant l'Académie des sciences (23 janvier et 13 février 1843, *Comptes-
rendus*). Dumas, Boussingault et Payen, s'appuyant sur le
fait d'engraissement dans des proportions considérables
des animaux herbivores, cherchèrent à prouver, par des
analyses, que la graisse provient de l'alimentation même
de ces animaux et non d'une transformation chimique des
substances sucrées ou autres en graisse. Pour eux, la
graisse fait la graisse, et les recherches les plus minu-
tieuses leur font rejeter la théorie de Liebig : cette théorie,
on le sait, tendait à démontrer que les substances féculentes suffisent pour amener l'engraissement. Les rappro-

chements qu'a établis la science chimique moderne entre les sucres, les corps gras et les alcools venaient donner un certain poids à l'hypothèse émise par Liebig, et si la preuve directe n'était pas donnée, Kühne pouvait dire « qu'il n'existe aucun fait chimique qui démontre le développement de la graisse des carbo-hydrates ; mais le glycogène sert peut-être comme intermédiaire entre la graisse et les substances albumineuses. »

« En 1872, Berthelot (Chimie organique, Paris, 1872, p. 576) a montré que les *substances organiques végétales* non azotées peuvent être représentées par du carbone uni à l'hydrogène et l'oxygène associés dans les proportions de l'eau (*hydrates de carbone*). Leur composition est représentée par des multiples (encore à déterminer pour la plupart d'entre elles) d'une *glycoside* de la formule brute $C^{12}H^{10}O^{10}$, c'est-à-dire combinée plusieurs fois avec elle-même (condensation de plusieurs molécules glycosiques en une seule).

Ce sont donc des *polyglycosides* ou *polysaccharides* (Berthelot) pouvant former des sucres $C^{12}H^{12}O^{12}$ par acquisition de H^2O^2 ou être formés par ses *saccharosides* condensés perdant 2, 4, 6, etc., équivalents d'eau (H^2O^2).

On comprend dès lors combien peut être considérable le nombre de ces substances pouvant différer par leurs réactions, leur solubilité, etc., tout en conservant de grandes analogies de composition chimique élémentaire. On sait que les glycosides jouent le rôle d'*alcools polyatomiques* (hexatomiques) qui, combinés à d'autres glycosides, comme un acide ou un alcool, donnent les *saccharosides analogues* aux éthers. Ces substances organiques végétales sont donc des composés remplissant les fonctions chimiques d'éthers plus ou moins complexes. Berthelot a classé ainsi qu'il suit les nombreuses variétés des substances organiques ternaires :

1° Les principes végétaux solubles dans l'eau (gommes, dextrine, glycogène) sont des *diglycosides* $(C^{12}H^{10}O^{10})^2$;

2° Ceux qui se gonflent seulement en s'hydratant plus ou moins dans l'eau chaude ou dans l'eau froide sont des *triglycosides* $(C^{12}H^{10}O^{10})^3$, tels que les fécules, les mucélages, le paramylon, l'inuline, etc. ;

3° Ceux qui, non modifiés par l'eau chaude ou froide, comme le sont les précédents, sont bleus par l'iode directement ou après l'action des alcalis faibles, ou de l'acide sulfurique étendu et sont dissous par l'oxyde de cuivre ammoniacal, telle est la *cellulose* proprement dite, sont des *tétraglycosides* $(C^{12}H^{10}O^{10})^4$;

4° Les principes ligneux proprement dits et les principes dits *incrustants*, puis la cellulose animale ou *tunicine*, sont des condensations d'un plus grand nombre encore de molécules $C^{12}H^{10}O^{10}$, mais dont le chiffre n'est pas encore bien déterminé par l'analyse. Dans la paroi des cellules, ces polysaccharides sont presque toujours unis à des sels calcaires ou siliceux, à des corps résineux colorés, etc. La potasse ne les attaque pas comme elle le fait pour la cellulose;

5° Enfin les composés *ulmiques* sont des dérivés des précédents dont plusieurs molécules se sont encore condensés, mais avec perte de plusieurs équivalents d'eau, ce qui leur fait perdre les caractères d'éthers et prendre ceux d'acides faibles. »

Cette remarque de Kühne, citée plus haut, a aujourd'hui reçu la sanction de l'expérience, et, dans des travaux poursuivis avec talent et persévérance, Pettenkofer et C. Voit (Ueber die Zersetzungsvorganze im Thierkörper bei Futterung mit Fleisch und Fett-Zeitscrift für Biologie. Vol. IX, p. 1873) sont arrivés à prouver que la graisse provient de l'albumine et non de la fécule : les fécules agiraient surtout comme aliments d'épargne, en favorisant la fixation de l'albumine. S'ils sont administrés en quantité suffisante, toute la graisse qui provient du dédoublement de l'albumine est fixée telle quelle, tandis qu'en l'absence de féculents, elle subit de nouveaux processus de décomposition et d'oxydation. Le sucre absorbé se décompose rapidement, et, après avoir passé par une série de transformations encore inconnues, est éliminé presque en totalité dans les vingt-qaatre heures qui suivent l'ingestion sous forme d'acide carbonique et d'eau ; il paraît donc impossible qu'il se transforme en graisse. Ces expérimentateurs, en établissant d'une façon précise le rôle des matières sucrées, ont démontré d'autre part l'importance capitale dévolue aux matières albuminoïdes.

En ne donnant comme aliment que de la viande, qui réparait les pertes en matièrès albuminoïdes, ils prouvèrent qu'on diminue aussi progressivement les pertes du corps en matières grasses, et qu'on peut par ce régime exclusif arriver à l'équilibre nutritif et produire même de la graisse en excès.

Dans un travail antérieur à celui-ci et publié dans le même recueil (Zeitschrift für Biologie, 1872), Hoffmann (de Munich) attribuait aux matières albuminoïdes le même rôle de transformation en graisse ; mais il invoque en plus une introduction directe de la graisse par le fait même de la nutrition ; les principes gras se fixent tout d'abord dans les cellules qui se trouvent le plus à proximité du tube digestif. Il ne s'explique pas cependant sur l'infiltration ultérieure du tissu cellulaire à distance de l'intestin.

Chambers, loc. cit., p. 12.

Outre les services mécaniques consistant à faciliter le mouvement et à agir comme défense externe contre le froid, la graisse semble, en plusieurs occasions, remplir la fonction chimique de fournir les matières combustibles à

la respiration et par suite, d'une autre manière, de contribuer à entretenir la chaleur animale.

Elle sert, en fait, comme un magasin de charbon pour
l'usage des poumons.

Privé d'alimentation un être serait bientôt consumé par
la flamme insatiable de la chaleur vitale s'il n'y avait
rien à brûler si ce n'est sa propre personne. La graisse
apporte, dans ce cas, une puissance de résistance à la force
dominante continue de l'une des fonctions de la vie. Ainsi
le têtard (tadpole), depuis le quatorzième jour après sa
sortie de l'œuf, pendant la période de la transformation
de ses organes respiratoires jusqu'au moment où il devient
une grenouille, contient chaque jour de plus en plus de
graisse dans l'abdomen; mais immédiatement après cette
transformation, toute la graisse disparaît rapidement.

Sans cette graisse, l'animal serait probablement inca-
pable de supporter le trouble à sa constitution occasionné
par la perte de sa queue, mais en possédant une pareille
réserve il peut résister aux nouvelles influences auxquelles
son corps n'a pu être encore habitué.

« Id., page 13. Cette méthode adoptée par la nature, de
prémunir contre les effets d'une nouvelle action chimique
dans les circonstances différentes du corps au moyen de
réserve d'une quantité de graisse pour l'occasion, peut
aussi présenter des exemples dans notre propre espèce.

Pendant les trois premiers jours, au moins, après la
naissance, l'enfant humain, en dépit de l'addition faite à sa
substance par la nourriture, perd de son poids dans une
proportion considérable, dépensant, en fait, par la nouvelle fonction de la respiration, des matières laissées
jusque-là intactes par l'oxygène.

Ce n'est que vers le cinquième ou sixième jour qu'il s'est
suffisamment habitué à sa nouvelle vie pour assimiler
assez et par suite commencer à grossir. (Ce fait intéressant

ne peut-il pas expliquer dans une certaine mesure ce changement du visage, que tout le monde a dû noter, durant la première semaine de l'existence? Je veux parler de ce changement qui nous permet souvent d'observer une ressemblance avec l'un ou l'autre des parents chez le nouveau-né, ressemblance qui s'est évanouie lorsque nous la recherchons le jour suivant).

Si cette provision de graisse n'était pas faite, on verrait comme suites, des désordres des tissus et probablement la mort. »

CHAPITRE II

« Ch. Robin, article *Adipeux*, *Dict. encyclop. des sciences
médicales* (A. Dechambre), Paris, MDCCCLXIX.

Les anatomistes ont donné depuis longtemps le nom de
parties adipeuses à celles qui, dans l'économie animale,
se distinguent des autres par leur couleur jaune ou blanchâtre, leur consistance butyreuse, leur solidification très-
sensible par le refroidissement qui suit la mort quand la
température est basse, et surtout par leur propriété de
donner de la graisse par la chaleur.

Aujourd'hui, par suite des progrès de l'analyse anatomique, dans les *parties adipeuses* comme dans chaque
groupe des parties similaires de l'organisme, on distingue
et l'on doit décrire successivement : 1° les *parties élémen-
taires* ou éléments anatomiques adipeux; 2° le *tissu* que
forment ceux-ci par leur réunion et leur arrangement
réciproque entre eux et avec d'autres éléments ; 3° le
système anatomique que représentent par leur distribution
dans l'économie les diverses portions de ce tissu ; système
dont Haller et plusieurs de ses prédécesseurs avaient déjà
tenté la description, bien que l'importance du rôle qu'il
remplit par rapport à la nutrition de divers autres systèmes ne fût pas encore nettement connue.

I. — *Cellules adipeuses*. — Parmi les particularités évo-
lutives les plus remarquables que présentent les fibres
lamineuses en particulier, on doit noter celles qui, tant

normalement qu'accidentellement, amènent un certain
nombre des corps fibro-plastiques qui représentent une
des premières phases de leur développement, à posséder
l'état de cellule ayant paroi et contenu distincts, et cela
sans que cette vésicule cesse d'être en continuité avec les
fibres proprement dites, qui, physiquement, en forment
comme autant d'appendices.

Quant au contenu, il est formé de gouttelettes huileuses
devenant de plus en plus nombreuses, avec ou sans interposition d'un liquide hyalin, jusqu'à ce qu'elles se
réunissent en une seule grosse goutte homogène, donnant à une partie de ces éléments les caractères qui
les ont fait appeler *cellules adipeuses* et considérer comme
espèce anatomique ; mais chacune ne représente au contraire qu'une modification évolutive ascendante, une
phase de son développement qui débute alors que l'élément est né depuis assez longtemps déjà, après qu'il a eu
les caractères de corps fibro-plastique, fusiforme ou étoilé,
et a de plus donné naissance à des fibres lamineusés proprement dites et de longueur considérable, mais indéterminée.

Considérés individuellement, ils représentent alors ce
qu'on a appelé des cellules adipeuses, caractérisées par
une paroi très-mince, hyaline, sans granulations, dont le
contenu est tantôt uniquement graisseux, très-réfringent,
homogène ou à l'état de gouttelettes accumulées disten-
dant une enveloppe pourvue ou non de noyau, arrondie
ou polyédrique par compression réciproque, tantôt en
partie séreuse, limpide, en partie à l'état de gouttes huileuses réfringentes dans l'enveloppe, qui est quelquefois
plissée et irrégulière.

Les phénomènes d'évolution consécutifs à l'apparition
des vésicules adipeuses sont d'abord leur agrandissement,

puis la réunion ou fusion graduelle des gouttelettes ou gouttes de plus en plus grosses. »

« Souvent, après la réunion des gouttelettes en une seule grande goutte, les vésicules adipeuses continuent à grandir encore, de manière à dépasser leurs dimensions ordinaires du double et même du triple. C'est ce que l'on observe chez les sujets atteints d'obésité, presque partout, ou seulement dans les régions les plus chargées de graisse, telles que la mamelle, les parois abdominales, etc. (pp. 11 et 12).

« Ainsi normalement groupés par places déterminées en amas arrondis et après avoir servi de centre à la génération des fibres lamíneuses, les corps fibro-plastiques fusiformes ou étoilés, jusque-là sans cavité distincte de la paroi, deviennent naturellement le siége d'une production intérieure de gouttelettes huileuses, qui établissent, de la sorte, une distinction entre un contenant et un contenu, qui en changent la forme, les dimensions et les caractères physiques. Que ces gouttelettes graisseuses soient ou non réunies en une seule goutte homogène, elles occupent dans l'économie un espace de plus en plus grand, plein d'une matière qui est inactive, en quelque sorte, au point de vue physiologique réel ; si ce n'est en ce qui concerne la *formation assimilatrice* des corps gras, formation dont les conditions directes sont mal déterminées (pp. 13 et 14).

« Les *dimensions* des *vésicules adipeuses* sont en moyenne de 40 à 50 millièmes de millimètre ; mais on en trouve, chez l'adulte, qui en ont 20, à côté d'autres qui en ont 75 (p. 20).

« Les cellules adipeuses jouissent au plus haut degré d'énergie de la propriété de *nutrition*. C'est du moins ce que permet de conclure la rapidité de leur développement et celle de leur atrophie dans un grand nombre de circonstances, ainsi que leur existence fréquente au milieu de lobules de tissu adipeux, d'un volume considérable pour le petit nombre de vaisseaux qu'ils renferment. Un autre fait qui le prouve encore, c'est que leur nutrition continue lors même que, dans les lobules qu'elles constituent par leur agglomération, elles ne touchent point de capillaires (p. 21).

« II. *Tissu adipeux*. La production de granules graisseux dans les corps fibro-plastiques fusiformes et étoilés finissant par les distendre et les faire passer à l'état de cellules avec noyau à paroi et contenu distincts, ne confirme nullement l'hypothèse Hallerienne, qui faisait de la production du tissu adipeux un simple dépôt de graisse dans les aréoles ou cellules, préexistantes ou non, qui auraient été limitées par les lamelles du tissu lamineux. En effet, on voit que la réalité constitue ici un phénomène très-différent, puisqu'elle consiste en un fait relatif à la nutrition en général, des éléments du tissu lamineux. En effet, on voit que la réalité constitue ici un phénomène très-différent, puisqu'elle consiste en un fait relatif à la nutrition en général, des éléments du tissu lamineux, et concerne particulièrement les phénomènes de désassimilation ou d'assimilation des corps gras ; de telle sorte que la *production de la graisse a lieu dans l'épaisseur même des éléments anatomiques*, et non entre les lames et faisceaux qu'elles forment (p. 22).

« On commence à apercevoir le tissu adipeux à partir du soixante-cinquième jour de la vie intra-utérine ; les premières régions où il apparaît sont : le pli de l'aine, le creux de l'aisselle et le fond de l'orbite ; peu de temps après, au-dessous du masséter, on voit naître la boule graisseuse sous-massétérine ou de Bichat.

« A cette époque, le tissu adipeux a un aspect tremblant,

gélatiniforme, que l'on peut encore observer au fond de l'œil de la plupart des enfants nouveau-nés.

« Il y a ceci de remarquable, qu'un certain nombre de cellules adipeuses n'est directement en contact avec aucun capillaire. Ces cellules se nourrissent en empruntant indirectement et de proche en proche des matériaux aux cellules voisines, qui, plus favorisées qu'elles, sont en rapport immédiat avec les capillaires (p. 23).

« A l'état de complet développement, le tissu adipeux a pour élément fondamental les cellules adipeuses et ne renferme, comme éléments accessoires, que des fibres du tissu lamineux, des noyaux embryo-plastiques en petite quantité et des vaisseaux capillaires. Il est facile de le distinguer de tous les autres par sa coloration, qui est cependant un peu différente d'une région du corps à l'autre, ainsi que selon les états normaux ou pathologiques dans lesquels ils se trouvent placés.

« La consistance de ce tissu varie beaucoup également. Il est des circonstances dans lesquelles il est ferme, comme on le voit chez les jeunes sujets. Cette particularité coïncide avec une réplétion absolue des cellules par la graisse : alors elles sont distendues et fortement comprimées les unes contre les autres. On observe la même particularité chez les sujets bien portants dont le tissu adipeux n'est pas atrophié. Au contraire, chez les individus atteints de maladie ayant amené de l'œdème et de l'amaigrissement, le tissu adipeux présente une grande mollesse, il devient presque gélatiniforme (p. 25).

« III. *Système adipeux*. On donne le nom de système adipeux à l'ensemble des parties similaires ou organes premiers formés par du tissu adipeux.

On reconnaît très-facilement trois ordres très-distincts dans ces parties similaires. Ce sont d'abord celles qui, associées à des organes premiers d'autres systèmes, tels que les faisceaux secondaires et tertiaires des muscles, des groupes d'*acini* glandulaires, etc., concourent d'une manière secondaire mais réelle à former les muscles, les glandes et autres organes. Ce sont ensuite les parties similaires qui sont interposées aux organes proprement dits ; mais dans ces dernières on distingue : celles qui sont simplement d'interposition proprement dite, ou d'enveloppe quand il y en a entre toutes les faces d'un organe et les organes qui l'avoisinent ; puis celles qui, sans discontinuité de l'un à l'autre, sont interposées à la peau et aux organes sous-jacents, en formant ainsi à l'organisme une enveloppe adipeuse générale ou commune sous-cutanée (p. 27).

« A. *Parties similaires adipeuses de la couche commune sous-cutanée.* Ces organes premiers sont tous continus les uns aux autres et la couche que forme leur ensemble porte le nom de *pannicule adipeux.* Celui-ci est interposé à la peau en dehors et aux organes sous-jacents, en dedans. Il est séparé de ceux-ci et des autres organes premiers adipeux par les aponévroses extérieures d'enveloppe.

« Quelle que soit, du reste, l'épaisseur atteinte, d'un sujet ou d'un âge à l'autre, par le pannicule adipeux sous-cutané, la masse qu'il constitue dans son ensemble, comme à quelque niveau même que ce soit du corps et des membres, est plus considérable que celle qui se trouve autour des intestins et dans l'épaisseur des organes, situés au-dessous de l'aponévrose d'enveloppe qui les sépare de ce pannicule. Du reste, il n'y a pas un rapport constant entre l'épaississement normal graduel de ce dernier et celui des parties similaires adipeuses d'interposition ou de constitution des organes. Le fait est très-frappant chez les femmes, les enfants et beaucoup d'hommes, tant sur une coupe des membres qu'au tronc, y compris les viscères et même au cou. Il est commun, en effet, de voir chez des femmes et des enfants potelés le tissu adipeux d'interposition être très-abondant. Ces différences de quantité du tissu adipeux sous la peau, comparativement à celui qui existe entre les organes ou dans leur épaisseur, quoique toujours manifeste chez les sujets atteints d'obésité générale ou seulement abdominale, sont cependant alors moins tranchées qu'à l'ordinaire (pp. 28 et 29).

« C'est en effet au plus ou moins grand développement du pannicule adipeux existant ailleurs que là où siégent les organes premiers précédents, que sont dus les états dits d'embonpoint, depuis celui où, à peu près uniformément répandu sous la peau du tronc ou des membres jusqu'au poignet et au pied, il détermine l'état potelé, jusqu'à celui où, très-développé, mais plus encore au tronc que partout ailleurs, sauf dans la cavité abdominale, il cause l'état *d'obésité*. La distension du derme qu'il amène alors est la source de la gêne des mouvements partiels du tronc sur les membres ou *vice versa*, autant que la rencontre entre elles de ces parties elles-mêmes (p. 30).

« B. *Parties similaires adipeuses d'interposition et d'enveloppe.* Ces parties adipeuses manquent pendant toute la durée de l'existence entre certains organes ; il n'y en a pas entre ceux du système nerveux central qui entourent la dure-mère et chaque plèvre, ni sur les côtés et à la face postérieure du pharynx, au pourtour de l'œsophage, non plus qu'entre les muqueuses et les couches musculaires ou autres qu'elles tapissent.

« 1° *Organes premiers adipeux d'interposition, musculaires, osseux, nerveux et vasculaires.* Ces organes premiers sont particulièrement disposés en couches généralement minces, entre les gaînes aponévrotiques propres des muscles et autour des vaisseaux et nerfs intermusculaires, ainsi qu'entre les branches des plexus nerveux.

Mais on en trouve aussi parfois entre l'aponévrose d'enveloppe et le muscle même, particulièrement au niveau de la jonction des tendons encore élargis avec le ventre musculaire correspondant, et là les couches adipeuses adhèrent fortement à ces parties du muscle. On en voit également entre certains os et les muscles, comme à l'extrémité inférieure de l'humérus et du fémur ; en quelques points de la surface des os des iles, etc.

« A la face il existe deux organes premiers adipeux qui par leurs caractères particuliers nécessitent une mention spéciale. L'un concourt à la constitution de l'appareil visuel, c'est le *coussinet adipeux ou graisseux de l'orbite,* l'autre est la *boule graisseuse de Bichat,* qui joue un rôle dans la constitution et les fonctions des appareils de mastication, surtout de la déglutition, mais d'une manière indirecte (pp. 30 et 31).

« 2° *Organes premiers adipeux articulaires.* On peut diviser ces parties similaires adipeuses en intrinsèques et extrinsèques. Les organes premiers *intrinsèques* sont placés dans la cavité articulaire même, telle que la délimitent les moyens d'union des os. Ils sont interposés à ceux-ci en dehors, puis à la synoviale en dedans. Ils tiennent celle-ci poussée, en quelque sorte, contre les surfaces lisses de glissement; ils remplissent l'espace compris entre ces surfaces et les ligaments qui en sont nécessairement écartés en quelques points de leur longueur, dans les articulations trochléennes ou ginglymoïdales surtout. Ils ont tous une surface d'adhésion aux ligaments ou aux os et une surface lisse de glissement soulevant la synoviale, lui adhérant intimement. Généralement, le tissu adipeux de cette surface est très-vasculaire.

« *Les organes premiers adipeux articulaires extrinsèques* sont au contraire placés hors des cavités articulaires entre les diverses couches de ligaments ou contre ceux-ci : ils adhèrent de toutes parts aux organes voisins, mais par leur mollesse, ils jouent un rôle dans les déplacements des ligaments par rapport aux parties avoisinantes. Ces organes sont remarquables par la mollesse et l'homogénéité de leur tissu.

« C. *Parties similaires adipeuses des cavités viscérales.* 1° *Organes premiers adipeux rachidiens.* La cavité encéphalique et celle de la dure-mère sont entièrement dépourvues de tissu adipeux. Mais entre la surface externe de celle-ci et la face interne du canal rachidien, on en voit à partir du niveau de la troisième vertèbre cervicale. Les dispositions qu'il y présente restent à peu de chose près les mêmes pendant toute la vie, à compter de la première année (pp. 33 et 34).

« 2° *Organes premiers adipeux intra-thoraciques.* Les uns sont particulièrement en rapport avec la plèvre, les autres avec le péricarde et le cœur.

« Les parties similaires adipeuses pleurales sont toutes sous la plèvre pariétale et aucune ne répond à la plèvre pulmonaire. Au travers de la première on aperçoit des trainées adipeuses le long du bord inférieur de chaque côte, autour des vaisseaux et nerfs intercostaux des vaisseaux mammaires internes ; trainées dont se détachent des prolongements qui séparent les faisceaux musculaires de l'intercostal interne. Il forme parfois de véritables couches tapissant tout l'intercostal interne, surtout en avant et en arrière, empiétant même sur les bords des côtes.

« Entre la plèvre et le diaphragme, surtout près de la réflexion de celui-ci contre les côtes, il existe aussi sur quelques sujets des couches adipeuses minces, d'étendue variable.

« Ce tissu adipeux forme souvent une couche continue et même épaisse sous la portion de la plèvre qui tapisse les côtés des vertèbres, et au devant de celles-ci entre les deux plèvres, c'est-à-dire autour de l'aorte, des azygos et autres organes logés dans le médiastin postérieur. Dès la naissance, il y a des traînées de petits lobules adipeux, le long des nerfs diaphragmatiques et autour de la base du thymus, tissu adipeux qui augmente de quantité avec l'âge.

« Les parties adipeuses intra-péricardiques ou cardiaques se présentent sous forme de traînées ou de couches parfois lobulées sous le péricarde viscéral seulement, et manquent à la face interne de la séreuse péricardique pariétale. Elles existent le long des vaisseaux, des bords droit et gauche du cœur, surtout au bord droit et à la pointe de l'organe ; ces traînées sont assez souvent larges et peuvent s'étendre sur les faces mêmes de l'organe. La quantité en est plus considérable dans le sillon auriculo-ventriculaire que contre les autres parties du cœur. Là il forme souvent des lobules ou prolongements coniques, qui soulèvent le péricarde viscéral et ont quelque analogie avec les lobules adipeux épiploïques. Ce tissu se prolonge un peu sur l'origine des gros vaisseaux, sur l'artère pulmonaire particulièrement, et dans le sillon qui la sépare de l'aorte (pp. 34 et 35).

« *Organes premiers adipeux intra-abdominaux ou sous-péritonéaux.* — Ces organes premiers adipeux sont des plus intéressants. Il faut distinguer ceux qui sont spécialement sous le péritoine pariétal, ou entourent quelques-uns des organes contre lesquels passe cette portion de la séreuse, et ceux qui sont sous le péritoine intestinal ou mieux entre ses feuillets qu'il écarte.

« De toutes les parties similaires adipeuses abdominales, la première qui se développe est celle qui entoure le rein. La quantité de ce tissu augmente considérablement avec l'âge, mais en proportion très-différente pourtant d'un sujet à l'autre.

« Au devant de la colonne vertébrale et sur ses côtés, le long de l'aorte et de la veine cave inférieure, existent soit des traînées, soit une couche unique de tissu adipeux; cette couche est parfois même très-épaisse chez les sujets obèses. Elle communique en haut avec le tissu adipeux du médiastin postérieur, en passant entre les piliers et l'orifice aortique du diaphragme. En bas, elle s'étale le long des vaisseaux iliaques de chaque côté et descend sur la ligne médiane, au devant du sacrum, et s'avance dans le méso-rectum. Sur les côtés, elle rejoint la couche dont il a été fait mention, qui accompagne le gros intestin à droite et à gauche et se prolonge dans les mésentères correspondants lorsqu'ils existent.

« Presque constamment on rencontre des traînées de tissu adipeux le long de l'artère testiculaire, du canal déférent et des veines du cordon dans le canal inguinal et au dehors jusqu'auprès de l'épididyme.

« Pour terminer ce qui a trait à la disposition du tissu adipeux sous-jacent au péritoine pariétal, il importe de noter la couche plus ou moins épaisse qui est placée à la face antérieure de la vessie, entre elle et le pubis. » « De la face antérieure de la vessie ce tissu remonte contre la face postérieure de la paroi abdominale antérieure. » « Il passe sur les côtés de l'anneau ombilical et quelquefois derrière lui, pour gagner la portion sus-ombilicale de la paroi de l'abdomen au niveau du ligament falciforme et le long des ligaments qui succèdent à la veine ombilicale rétractée.

« Elle soulève le péritoine au niveau des ligaments et parfois forme des lobules aplatis plus ou moins nombreux, saillants et flottants du côté de la cavité ventrale.

« Le tissu adipeux placé sous le péritoine viscéral se

développe après la naissance en traînées de lobules longeant d'abord les vaisseaux mésentériques et épiploïques.

« Dans le mésentère d'abord, puis dans les épiploons,
ces bandelettes s'élargissent et se réunissent en une couche
continue entre les feuillets péritonéaux, qu'elles écartent
l'un de l'autre proportionnellement à leur épaisseur. Cette
épaisseur, c'est-à-dire la quantité de ce tissu adipeux, varie beaucoup d'un sujet à l'autre ; ces couches peuvent en
venir à mesurer plusieurs centimètres. Leur tissu est alors
homogène. Le tissu adipeux du grand épiploon et même
celui des épiploons gastro-hépatique et gastro-splénique
peut, pendant toute la vie ou une partie de l'existence
seulement, être disposé autrement qu'en traînées le long
des vaisseaux ou qu'en couches continues. Il est comme
dispersé en petits lobules, écartés ou contigus, polyédriques, bien limités, souvent saillants sur les faces libres
des épiploons, auxquels ils donnent un aspect élégant
(pp. 36 et 37).

« D. *Parties similaires adipeuses de constitution.* — Il est
des systèmes qui manquent complètement de ces parties
adipeuses ; telles sont les membranes fibreuses mêmes, les
séreuses, l'épaisseur du derme et du chorion, des téguments, le système nerveux central, les cartilages, les os,
le poumon, les parois de l'utérus, le tissu du foie, celui de
la rate, etc. Ces organes premiers de constitution sont : les
uns, intra-musculaires ; les autres, intra-glandulaires ; les
derniers sont ceux qui sont interposés aux faisceaux primitifs des nerfs périphériques.

« 1° *Organes premiers de constitution intra-musculaire.*
— Ce sont ceux qui forment des traînées entre les faisceaux secondaires des muscles. Ils diffèrent notablement
d'un muscle à l'autre, et dans un même muscle d'un sujet
à l'autre, selon son âge et son état de maigreur ou d'obésité. Ce sont ces traînées adipeuses, dont le régime de

l'engraissement augmente les dimensions, au point parfois de déterminer un certain degré d'atrophie des faisceaux striés eux-mêmes.

« Chez quelques sujets on trouve de petits lobules adipeux ou des traînées adipeuses entre les faisceaux musculaires de la vessie jusqu'au-dessous de la muqueuse de cet organe.

« 2° *Organes premiers de constitution intra-glandulaires.* — Ces organes premiers sont représentés par des lobules ou même des couches plus ou moins épaisses d'un sujet à l'autre, qui existent entre les lobules de la mamelle et même entre ceux des glandes salivaires et du pancréas.

On en voit également de plus petits entre les lobules de la *thyréoïde.*

« 3° *Organes premiers de constitution des cordons nerveux périphériques.* — Plus petites que celles dont il a été question précédemment, ces parties similaires adipeuses for-ment de minces lobules ou filaments graisseux dans le névrilème qui est interposé aux faisceaux primitifs des nerfs, surtout de ceux qui ont un certain volume, comme ceux des plexus et des membres (p. 38). » («Il y a norma-lement une certaine quantité de graisse constitutionnelle qui est mesurée par la quantité chez les nouveau-nés animaux (chiens et chats) et humains.

«Cette graisse normale constitutionnelle n'empêche pas le plus grand développement de la force musculaire. (Ch. Robin, Communications orales.)

« Dans quoi se forme la graisse de l'obésité? Dans les cellules, dites fibro-plastiques, du tissu cellullaire, et l'obé-sité progressive est une maladie des cellules de ce tissu, par la formation graduelle dans toutes (qui sont ainsi amenées à l'état vésiculeux), hors temps et hors lieu, de la graisse, qui normalement ne se forme que dans le pannicule sous-cutané, les organes adipeux articulaires, la boule de Bichat et le fond de l'orbite. »

Les indications anatomiques qui suivent (puisées dans des notes manuscrites du professeur Robin) me paraissent nécessaires pour bien faire comprendre ce que représente l'accroissement accidentel du système adipeux, comparativement à ce qu'il est normalement sur l'adulte, et à ce que représente en poids ce système à côté de tous les autres.

« Les proportions du poids des divers systèmes organiques de l'homme sont, en moyenne, les suivantes :

« Les muscles rouges, y compris leurs tendons et le tissu cellulaire qui leur adhère et les pénètre, représentent les 3/8 du poids du corps, 30 kil. sur 80.

« Vient ensuite l'ensemble des systèmes circulatoires avec leurs liquides formant 1/5 ; savoir 16 kil. sur 80 ; dans ces 16 kil. le cœur et les parois vasculaires entrent pour 3 kil., et le sang et la lymphe pour 13 kil., soit 1/6.

« Le squelette osseux et cartilagineux, à l'état frais, pèse 13 kil. sur un sujet de 80 kil., soit un peu plus du 1/6 et un peu moins du 1/5 de ce poids.

« L'ensemble des parenchymes tant glandulaires que non glandulaires (les glandes muqueuses et cutanées exceptées), avec leurs conduits et leurs réservoirs excréteurs, pèse près de 16 kil. sur 80, soit 1/5 du poids du corps. L'ensemble du système cutané, avec les poils et l'épiderme, pèse un peu plus de 3 kil.

« Le système adipeux représente, en moyenne, le 1/20 du poids du corps.

« L'ensemble du canal digestif et du système nerveux pèse chacun 3 kil. environ sur 80.

« Les ligaments, les aponévroses et la dure-mère au moins 1,500 grammes et les séreuses près d'un kil. »

J'ai copié ces indications sur des notes manuscrites du

professeur Ch. Robin, notes recueillies d'après les pesées faites en 1845 sur trois cadavres. Il n'y avait qu'un de ces cadavres du poids de 80 kil.; les chiffres des autres ont été déduits par calcul.

M. Robin a indiqué le poids des liquides, sang et lymphe d'après les recherches que l'on trouve dans tous les traités de physiologie.

Ces indications correspondent à d'autres analogues, un peu moins complètes, rapportées dans le tome VIII de la physiologie de Burdach :

Prof. Ch. Robin (*Communications orales*) « La graisse se forme dans l'ordre suivant :

« 1° Dans l'épiploon gastro-hépatique ; 2° le grand épiploon ; 3° le mésentère.

« L'accumulation considérable du tissu adipeux sous-séreux, *et particulièrement sous-péritonéal, devient dangereuse.* »

W. Wadd (*Cursory remarks on corpulence or Obesity considered as a disease;* p. 12, 3ᵉ édition, London, 1822).

« Le grand épiploon à l'état sain ne pèse guère plus d'une demi-livre ; mais on l'a vu aller jusqu'à plusieurs livres. Très-récemment, j'ai vu trois cas dans lesquels il pesait plus de *huit livres* (anglaises).

Id., p. 13, Boerhave cite le cas « d'un homme dont le grand épiploon, après la mort, pesait *trente livres.* »

J'aurai souvent l'occasion de citer Wadd dans ce mémoire, et je commence par indiquer ses conclusions, qu'il formule dans les termes suivants :

Comments on corpulency, etc., by William Wadd, esq., F. L. S., London; John Ebers et co, Old Bond Street, 1829; p. 170. « On pourrait croire que le sujet n'a pas été traité dans tous ses détails avec la gravité suffisante, mais je voudrais prier le lecteur de se rappeler que quelques-uns des hommes les plus sérieux de notre profession ont fait leurs cours d'une façon tout à la fois « gaie et compatissante « *plesaunte and pityfulle*), et que ces commentaires ne sont pas présentés, comme une parfaite critique concernant cette matière, mais pour engager à la prendre en main et à la voir étudier par ceux qui ont des connaissances et des loisirs pour arriver à la traiter plus complètement. »

Wadd paraîtrait s'être inspiré du principe du vieux maître Rabelais :

« Mieulx est de ris que de larmes escripre,
« Pour ce que rire est le propre de l'homme. »

Prologue du Gargantua, aux lecteurs. »
Je suis du même avis.

Chambers on corpulence (Longman, Brown, Green, and Longmans, Paternoster Row, London, 1850), page 4. « Dans l'obésité, les tissus de tous les membres restent intacts, possèdent toutes les parties nécessaires pour exécuter leurs fonctions, et sont seulement empêchés dans l'accomplissement de ces dernières lorsque la matière surajoutée en excès altère la forme assez profondément pour présenter un obstacle mécanique à la liberté d'action. »

Chambers, loc. cit., p. 6. « La graisse naturelle, considérée *anatomiquement* comme une substance simple, est déposée chez les animaux vertébrés, non pas en masses homogènes, mais en des vésicules spécialement disposées pour la recevoir.

« Chaque vésicule est un organe parfait en elle-même; elle a une paroi distincte, et elle est complétée à son extérieur par des vaisseaux capillaires.

« L'enveloppement parfait de l'élément graisseux par cette membrane est démontré par l'expérience qui consiste à plonger un morceau de graisse dans l'eau, et à élever la température à 104° Farenheit (40° centigrades), alors la graisse ne s'échappe pas, quoique parfaitement fluide.

« On peut aussi voir sa forme en plaçant un morceau de graisse lacérée sur un tamis, et en dirigeant sur lui un filet d'eau ; la graisse sera enlevée comme une fine poussière dont les parcelles resteront distinctes ; elles pourront être écumées de la surface de l'eau, et se sécheront sans s'unir. »

Id., p. 7. M. Paget a signalé une intéressante particularité des vésicules graisseuses, à savoir que leur contenu, quoique fluide, ne peut pas passer par endosmose à travers la paroi membraneuse. Il explique cela ingénieusement en indiquant que la membrane est humectée continuellement par le même liquide qui imbibe tous les tissus des vaisseaux sanguins, c'est-à-dire de l'eau contenant de l'albumine et des sels en solution. L'huile n'a pas de disposition à se mêler à lui, et ainsi chaque goutte est emprisonnée dans une vésicule de tissu imperméable. Pendant la vie, les cellules huileuses, par l'attraction de leurs parois, sont constamment imbibées par ce fluide aqueux provenant des vaisseaux capillaires qui les entourent ; et après la mort, si de la graisse est placée dans l'eau, ou à côté, il n'y a pas de transsudation huileuse jusqu'à ce que les cellules se décomposent. Elles retiennent leur contenu de la même façon qu'un sac de soie huilée garde l'eau ; l'un est rendu *water proof* (à l'épreuve de l'eau) par l'huile, et l'autre *oil proof* (à l'épreuve de l'huile) par l'eau.

Le fluide étant incompressible, ainsi renfermé dans un sac imperméable, mais élastique, transmet également la pression dans toutes les directions. Chaque cellule, au point de vue de sa constitution et de son action, ressemble à un *oreiller d'eau* (*water pillow*), et la ressemblance est aussi la même pour l'usage, car distribué dans la plante du pied et dans les fesses, il nous permet de nous tenir debout ou de nous asseoir avec un facile confort, sans craindre d'exprimer l'huile de nos tissus.

La membrane est entretenue avec ce fluide aqueux nécessaire par des vaisseaux capillaires qui se ramifient en grande abondance parmi les vésicules formant un réseau autour de chacune et maintenant le sang aussi longtemps que possible dans leur voisinage.

Lorsque les vésicules augmentent en nombre, le nombre des vaisseaux sanguins augmente aussi, et ils paraissent capables d'une multiplication presque indéfinie (1). Quel grand effet doivent produire ces derniers sur la circulation !

Si, par exemple, un homme de 5 pieds 2 pouces dont le poids, à l'état de santé, serait de 8 *stones* (*eight stones*, 112 livres anglaises), arrive à 28 *stones*, il n'y a pas moins de 20 *stones* de graisse additionnelle qui doivent être entretenues au moyen de capillaires, et ces capillaires doivent être approvisionnées de sang par des vaisseaux qui sont établis pour circuler seulement dans un tiers de la masse.

Combien doit être merveilleuse la puissance d'adaptation capable de rendre une pareille transformation compatible avec la vie !

Quel peu de cause de surprise si cette vie est si courte et affligée de maux innombrables ! »

(1) M. le professeur Robin ne croit pas à cette multiplication des capillaires. Au contraire, d'après ses examens microscopiques, il a constaté seulement *allongement* et *non-multiplication* de ces vaisseaux (Ch. Robin, *Communications orales*). Voir aussi p. 20.

CHAPITRE III

D'après Beddoes, l'obésité ne dépend que d'un manque d'oxygène, et est un degré inférieur du scorbut. Ce serait la quantité moindre d'oxygène qui distinguerait la graisse du muscle, par exemple. Il traite l'obésité par la diète végétale, de même que le scorbut. (Th. Beddoes, *Medizinische Schriften*, 1. *Bd. aus dem Engl.* Leipzig, 1879.)

Les causes efficientes de l'obésité peuvent être réduites aux suivantes selon Flemyng :

« Malcolm Flemyng, discourse on the nature and cure of corpulency, p. 4 et seq.

« 1° L'ingestion *d'une grande quantité* de nourriture, spécialement dans le genre riche et huileux, lorsque la digestion se fait convenablement. Non pas que tous les obèses soient grands mangeurs ou que tous les gens maigres mangent peu, car nous voyons tous les jours la preuve du contraire.

Quoique l'appétit vorace soit une des causes, ce n'est pas la seule, et, très-fréquemment, ce n'est pas la condition *sine quâ non* de cet état.

2° Une texture trop lâche du tissu cellulaire ou de la membrane graisseuse fait que les cellules ou vésicules se laissent trop facilement distendre, et, par suite, reçoivent et retiennent une trop grande quantité de graisse.

Cette disposition peut être rattachée à une laxité générale des solides, mais elle peut aussi être tout à fait locale

et exister par elle-même, vu qu'il n'y a aucune absurdité
à supposer que quelques parties de l'économie humaine
puissent être relâchées, tandis que les autres persistent
dans un état convenable. Je suis porté à croire que cette
disposition est souvent héréditaire. Mais il peut arriver
qu'elle se développe dans les tissus mêmes du fœtus et se
manifeste chez l'enfant quand il vient au monde, quoique
ses parents et ses ancêtres aient été autrement constitués.

Sans doute, elle est le plus souvent acquise par la manière de vivre des personnes obèses, par exemple par une
nourriture copieuse, riche et succulente, la vie sédentaire,
beaucoup de sommeil, la tranquillité complète de l'esprit,
les bains chauds, etc.

3° Il y a une combinaison du sang et de son sérum
qui permet à la partie huileuse de se séparer trop facilement des autres éléments, et spécialement de son véhicule
aqueux.

4° Enfin l'obésité est produite par une évacuation dé-
fectueuse à travers les conduits excréteurs du corps, de
cette graisse ou huile qui a déjà été séparée du sang, et
introduite dans ses cellules spéciales.

Puisque tout ce qui est alimentaire contient de l'huile,
si nous n'en expulsons pas tous les jours une partie hors
du corps, nous serons bientôt ensevelis sous notre propre
graisse.

La sueur, l'urine, les fèces, et sans doute la transpiration insensible, contiennent toutes, à l'état normal, de
l'huile ; c'est pourquoi, si elles n'en sont pas suffisamment
chargées, d'une façon régulière, pour balancer la quantité
quotidiennement introduite par nos aliments et nos boissons, on arrive nécessairement à l'obésité.

Ce défaut d'élimination reconnaît pour cause, la plupart du temps, une vie sédentaire.

Le régime des personnes obèses doit être aussi modéré

en quantité que la prudence peut l'indiquer et que la patience peut le supporter.

Pour ce qui regarde la qualité de la nourriture, elle doit être simple et maigre plutôt que riche et succulente.

Les vins, en thèse générale, sont moins nourrissants que la bière. Plus particulièrement les vins qui sont légers, acides et vieux. Id. p. 80.

Le sommeil très-prolongé est encore une des causes de l'obésité. »

A. Maccary, Essai sur la polysarcie, p. 81 et seq.

« Tout le monde sait combien engraissent facilement ceux qui échappent à une longue maladie ; les enfants surtout en fournissent des exemples fréquents. J'ai maintenant sous les yeux une fille que je regardais comme attaquée d'une maladie mortelle, parce qu'elle avait tous les symptômes de consomption avancée ; et, cependant, rétablie de cette maladie dangereuse, dans l'espace de deux mois elle est devenue obèse. Le poids de son corps est au moins le double de ce qu'il était avant sa première maladie. Elle mange presque toute la journée avec beaucoup d'appétit, et je crains qu'elle ne termine sa carrière par une mort subite. Sennert dit qu'il a connu un noble qui, dans la convalescence d'une fièvre maligne, devint si gras qu'il ne pouvait plus se remuer, et la masse de son corps pesait quatre cents livres. »

— « Selon Walter, Lorry et Weikard, le mariage prédispose à l'obésité les personnes maigres. Bontius (*De medicina Egyptorum*, cap. IX, p. 15) dit que les Egyptiens sont souvent polysarques, parce qu'ils se livrent aux excès de Vénus.

« Hippocrate, Galien, Walter et plusieurs autres ont remarqué que le flux menstruel peu abondant peut déterminer l'obésité (p. 88).

« Un flux menstruel trop considérable peut aussi, en

augmentant une faiblesse générale de tout le système, engendrer la polysarcie, Madame P..., de Venise, rendue célèbre par la grande quantité de sang qu'elle perdait tous les mois, et qui allait à 165 onces, était cependant encore obligée de se faire saigner plusieurs fois dans l'année; elle avait un embonpoint si considérable, qu'elle ne pouvait presque pas s'occuper même des affaires de sa maison (p. 89).

« On sait que les obèses conservent une voracité, ou du moins un appétit qui les sollicite à manger à chaque instant. Les aliments seuls, dit Weikard, ne suffiraient pas pour produire l'obésité, si les forces digestives n'étaient pas en même temps considérablement augmentées. Unzerus parle d'un évêque qui était forcé de manger de trois en trois heures; une dame génoise, que je connais est obligée de manger toutes les quatre heures, pour éviter de pénibles défaillances (p. 92). La polysarcie de ceux qui ne peuvent rassasier leur appétit est ordinairement sans remède. Quintilien nous dit qu'il n'y a point de faim si dangereuse que celle qui n'est jamais rassasiée.

« Il est cependant vrai que la faim n'est pas un symptôme constant de la maladie, j'ai connu deux dames qui mangeaient peu, et qui, cependant, furent atteintes de cette affection. Elles n'allaient que rarement à la selle, leurs règles étaient peu abondantes, et cependant, elles étaient extrêmement portées aux plaisirs de l'amour. Cette observation a été faite aussi par Avicenne, qui ajoute que leur appétit est souvent naturel ou affaibli. » (P. 93 et suiv.) Maccary, loc. cit., p. 26 et seq.

« Le climat humide et froid, dans les tempéraments froids pituiteux, qui sécrètent une plus grande quantité de bile que celle qui devrait faciliter toutes les sécrétions, est celui qui contribue davantage au développement de cette maladie.

« Avicenne et Weikard pensent que le climat froid engendre l'obésité ; mais Laurent Joubert (p. 59) dit au contraire que la graisse se sécrète beaucoup mieux sous un ciel tempéré que sous un froid. Par l'analyse que j'ai faite de la plupart des auteurs qui ont parlé de cette maladie, et par mon expérience sur ce qui regarde l'Italie et une partie de la France, je mé suis convaincu que les climats tempérés, ou même un peu chauds, l'automne et un tempérament sanguin, lymphatique, sont les circonstances qui favorisent le plus le développement de la polysarcie. Les pays qui nous offrent le plus d'obèses sont l'Egypte, l'Angleterre (lisez C. Schultz : *De obesitate*, Lugd.-Batav. (1752), la Hollande (voy. M.-J. Baster et *verhandelinger, vitegeeven door de Hollandse*, tome IV) et l'Italie. Le Milanais est de tous les pays d'Italie celui qui fournit les exemples les plus fréquents de cette maladie. » Id., p. 98 et seq.

« Epaminondas fut un des hommes les plus gras. Trois hommes pouvaient à peine embrasser son ventre. »

« Galien (*De morb. different*, cap. 9), parlant de Nicomaque de Smyrne, dit que son corps étant parvenu à une grosseur extraordinaire, il ne pouvait plus se remuer et que cependant il fut guéri par Esculape. J'ai rencontré très-peu d'obèses dáns le Nord.

« Etmuller dit que les Allemands sont plus gras que les Français, et ceux-ci que les Italiens. Walther a avancé la même proposition. Je ne puis convenir avec les auteurs cités de cette dernière assertion, car je trouve par la lecture des différents auteurs qui ont traité de l'obésité en Allemagne et en France un plus petit nombre d'obèses qu'en Italie, en faisant attention à l'étendue du terrain Cornelius Nepos nous apprend, dans son Alcibiade, que les Boétiens sont gras et replets. »

Id., p. 79. « Lorsque le goût général de l'Italie préférait

le chant d'un castrat à celui d'une femme, on faisait subir l'opération de la castration à un grand nombre d'enfants, et l'on voyait également un nombre d'obèses beaucoup plus grand que celui qui s'observa quelque temps après l'ordonnance du pape Clément XIV, que Joseph II étendit à la Lombardie, ordonnance qui veut que celui qui aura mutilé un homme soit puni de la peine de mort. »

E. Godard, Égypte et Palestine, p. 115. Paris, 1867.

« Les ennuques sont fort maigres au Caire, je n'en ai vu encore aucun qui eût de l'embonpoint. On les reconnaît à leur grande taille et à leur air hébété.

« Ils ont surtout des jambes monstrueuses par leur lon-gueur. Pourquoi? Je l'ignore. »

Dict. des sc. méd., 3me série, tome II, p. 423. Paris, MDCCCLXIV. » Denis a noté de plus une tendance à l'engraissement survenant alors (c'est-à-dire après l'abla-tion de la rate).

Schmidt (1816). Dobson (1830), Van Deen, Stinstra ont depuis confirmé ces données, ainsi que M. Colin (Physio-logie, 2ᵉ édit., 1873, t. II, p. 732). M. Colin a vu, de plus, que les chats et les chiens dératés quinze jours et un mois après la naissance commençaient déjà à peser plus que les animaux de la même portée, vingt jours après l'opéra-tion, prédominance encore manifeste trente jours plus tard. »

Virey. « Il y a des fœtus qui naissent plus gros et plus pesants que d'autres, également à terme, et qui apportent, soit par eux-mêmes soit de leurs parents, une disposition à la corpulence; mais celle-ci est le plus communément acquise. »

« Les circonstances les plus propres à favoriser la dispo-sition à l'embonpoint, sont :

« 1° Une nourriture copieuse, humectante et succulente : ainsi les farineux, les gélatineux, la bière engraissent faci-lement. Les bouchers, les charcutiers qui absorbent les vapeurs animales nutritives, les boulangers, tous ceux enfin qui vivent au milieu des aliments, sont sujets à la corpulence;

« 2° Les tempéraments lymphatiques ou mous qui exhalent moins qu'ils n'absorbent, surtout dans les pays et les temps froids. C'est ainsi que les femmes et les enfants dont la texture est lâche, les individus blancs et blonds, les corps glabres qui transpirent peu et boivent beaucoup, comme dans les contrées humides (la Hollande et les Pays-Bas, le nord de l'Europe), offrent un plus grand nombre de personnes corpulentes que dans les circonstances opposées, et la plupart des exemples remarquables d'obésité sont tirés des pays du Nord, comme l'Angleterre, l'Allemagne et la Suisse; l'on sait que les premiers froids de l'automne engraissent en très-peu de jours les oiseaux granivores, alouettes, ortolans, etc. ;

3° Toute espèce de repos du corps et de l'esprit ; d'abord le sommeil prolongé, et l'on en observe une preuve remarquable chez les animaux dormeurs, comme les loirs, les marmottes, les ours, etc., qui sont gras pendant l'hiver, temps de leur sommeil; chez les cochons, animaux paresseux et voraces; enfin chez toutes les personnes sédentaires, insouciantes, menant joyeux déduit, au sein de la mollesse, et celles dont parle Boileau :

> L'un pétrit en un coin l'embonpoint des chanoines ;
> L'autre broie, en riant, le vermillon des moines.

« C'est pourquoi tous ceux dont on empêche le mouvement, même les prisonniers condamnés, les poules, les oies renfermées pour les engraisser, les poissons enveloppés de mousse, acquièrent un embonpoint extraordinaire. De même les imbéciles, les êtres apathiques prennent de la corpulence; ainsi Démétrius Poliorcète, le docteur Swift,

tombèrent dans une sorte d'enfance, s'engraissèrent déme-
surément, tandis qu'ils étaient maigres au temps que leur
esprit et leurs passions agissaient dans toute leur force.

« 4° Tout ce qui débilite ou diminue les forces vitales ;
par exemple de grandes hémorrhagies ou de fréquentes
saignées ; ou la convalescence, après plusieurs maladies,
après un traitement mercuriel; ou l'abus des bains chauds,
de même la castration qui débilite tout le corps, fait beaucoup engraisser les eunuques ; de là vient aussi que les
chapons, les bœufs, les carpeaux châtrés, prennent de
l'embonpoint; et après quarante ou cinquante ans, lorsque
les hommes, et surtout les femmes, perdent la faculté
d'engendrer, ils tombent dans la corpulence ; c'est ce qu'on
connaît sous le nom de retour d'âge ; c'est pourquoi les
individus les plus gras sont les moins propres à la génération, chez l'homme et les bêtes.

« Enfin, tout ce qui ralentit le torrent de la circulation,
tout ce qui favorise la stase des humeurs, concourt à produire la corpulence graisseuse, et les parties les plus
grasses du corps sont celles où la circulation s'exécute le
plus lentement, comme dans les épiploons, le système de
la veine porte, au-dessous du tronc de l'artère cœ-
liaque, etc. Dans les animaux qui respirent peu, et dont
la circulation languit, comme chez les poissons et plusieurs
autres espèces aquatiques, la production de la graisse est
abondante, et elles acquièrent souvent un volume de corps
très-considérable. En effet, leur tissu cellulaire toujours
rempli d'humeurs lymphatiques et graisseuses, empâte les
nerfs, détend à la longue le système fibreux, relâche tous
les organes ; aussi les individus corpulents vieillissent de
bonne heure.

« Cette grande masse d'humeurs qui croupissent, forment des stases, disposent à une multitude d'affections
chroniques, la leucophlegmatie, l'anasarque et se remuent

difficilement dans les maladies qui s'exercent spécialement sur le tissu cellulaire. » (Fr. Thierry, *Ergo in celluloso
textu frequentius morbi et morborum mutationes*, in-4°. Paris, 1749) (Virey).

Wadd, *Cursory remarks on corpulence* (London, 1822,
p. 73 et seq.). « Il faut placer en tête des causes de l'obésité
l'usage habituel d'une trop grande quantité d'aliments,
celui des boissons nourrissantes et le défaut d'exercice.
Pour que ces causes aient toute leur action cependant, il
faut que l'individu présente deux conditions : une grande
activité des organes de la digestion, et un systême nerveux
difficile à émouvoir.

« L'obésité se développe encore sous l'influence des mets
trop succulents, des boissons chaudes et sucrées, des promenades en voiture après les repas, du séjour habituel au
milieu des émanations animales, comme dans les bouche-
ries par exemple, de la castration, de la perte d'un membre, de l'usage continu des bains chauds, de l'abus des
saignées, du sommeil trop prolongé, de l'habitude de dormir après les repas.

« En général, les individus obèses à un haut degré sont
apathiques, ils ont de la répugnance pour le mouvement,
ils n'éprouvent que des sensations obtuses, leur intelligence
est paresseuse, ils dorment sans cesse,

« Il arrive quelquefois que des personnes non disposées
antérieurement à être obèses, le deviennent après quelque
excitation violente de la constitution ; par exemple après
les fièvres et un traitement prolongé de mercure.

« Mon propre père est l'exemple d'un homme devenant
gras après la fièvre ; jusqu'à l'âge de 25 ans il était grand
et maigre, mais dans l'espace de six mois, après une très-
dangereuse fièvre, il devint si gras que pas un de ses vêtements ne pouvait lui aller. »

« La fréquence avec laquelle l'obésité se développe à la

suite de l'usage du mercure, pourrait presque le faire recommander comme un *modus pinguefaciendi.* »

Dictionnaire des sciences medicales, 1819, t. XXXVII.
« On voit quelquefois l'obésité se développer tout à coup
à la suite des saignées copieuses, et l'on trouve dans Boer-
haave l'observation d'un médecin que leur abus avait
rendu extrêmement gras. Elle peut succéder à une longue
maladie, et on le conçoit d'autant plus aisément, que l'état
atonique de la fibre est une circonstance favorable à la
sagination.

« Dans ce cas, si le malade ne recouvre pas avec cet embonpoint, qu'il n'avait pas auparavant, le ton de chair, et
cette fraîcheur de coloris qui est l'apanage de la santé,
alors, on dit qu'il a une mauvaise graisse, et on en tire
un pronostic fâcheux.

« La privation d'un membre et surtout la castration
disposent singulièrement à l'obésité. » On a porté le raffinement de la gourmandise jusqu'à étendre cette pratique
aux poissons. Ce fut un pêcheur anglais nommé Samuel
Tell, qui, en l'année 1642, eut le premier l'idée de châtrer
les poissons, et ce fut en présence de Sloane, alors président de la société royale de Londres, qu'il pratiqua cette
opération. »

« Nous ne pouvons nous empêcher d'admettre, d'après
de nombreuses observations, que nous apportons en nais-
sant une prédisposition à l'obésité, et qu'elle n'attend pour
se développer qu'un concours de circonstances favorables,
telles que l'habitude d'une nourriture succulente, l'usage
copieux des spiritueux, des boissons aqueuses chaudes et
sucrées, l'équitation modérée, et une grande tranquillité
de l'âme. Certaines professions y prédisposent plus particulièrement, et pour ne parler que des bouchers, tout le
monde sait que cette classe d'hommes nous fournirait des
exemples aussi nombreux que variés d'une sagination dé-

mesurée. Le célèbre anatomiste Mascagni attribuait son embonpoint au séjour prolongé qu'il faisait dans son amphithéâtre, et il regardait l'absorption des émanations des cadavres, qui étaient presque toujours dans un état de putréfaction très-avancée, comme la cause la plus puissante qui le portait aux plaisirs de l'amour. »

« L'influence du climat peut aussi contribuer à l'accumulation de la graisse ». Prosper Alpin a remarqué que le régime des habitants de l'Egypte, l'abus des plaisirs de Vénus, l'usage habituel des bains chauds et la chaleur du climat, rendaient des hommes si replets qu'il n'était pas rare de voir leurs mamelles se développer, et excéder en volume celles des femmes les plus grasses.

« Un état de réclusion et la vie monastique étaient très-favorables à l'obésité ; aussi l'embonpoint de ces pieux fainéants était-il passé en proverbe. Voici comment Boileau a décrit l'heureux prélat qui,

> .... Muni d'un déjeuner,
> Dormant d'un léger somme, attendant le dîner,
> La jeunesse en sa fleur brille sur son visage,
> Son menton sur son sein descend à triple étage,
> Et son corps ramassé, dans sa courte grosseur,
> Fait gémir les coussins sous sa molle épaisseur.

Ueber das Verhalten des Alkahols im thiereschen Organismus. Prager. Vierteljahrschr., Bd. XXXIX, p, 104, 1853. « Duchek attribue l'obésité excessive des ivrognes à la métamorphose du sucre en graisse.

« L'alcool en effet empêche les oxydations de se faire dans l'organisme, de là passage du sucre non modifié du sang dans l'urine (diabète), ou métamorphose incomplète du sucre, qui ne pouvant se transformer en acide carbonique et en eau, se transforme en graisse. »

Dancel, *loc. cit.*, p. 23. « Les obèses sont, en général, de *grands mangeurs*, mais tous, sans exception, sont de *grands buveurs* : ils arrosent de beaucoup de boisson leur alimentation. Ils préfèrent les mets préparés avec des liquides. Ils aiment mieux les farineux et les légumes que la viande. Leurs digestions se font bien. Ils ont, en général, deux selles par jour, quelquefois trois ; leurs matières fécales ont rarement la forme du tube qu'elles viennent de parcourir; elles sont trop liquides pour cela et ces dernières ont moins d'odeur et contiennent une proportion plus grande de graisse que celles des gens non obèses. Leur sang présente également cette dernière particularité.

« Les femmes obèses, quoique jeunes, sont peu ou pas réglées. Les hommes obèses sont, le plus souvent, impuissants ou au moins leurs facultés viriles sont moins grandes que chez ceux qui ne sont pas surchargés de graisse. »

Id., p. 87. « Si les émanations de la viande nourrissaient, engraissaient, il me semble que les garçons bouchers, spécialement occupés dans les abattoirs à égorger et à diviser en grosses pièces les animaux, devraient bien subir cette influence, eux dont la vapeur du sang tout chaud leur monte jusqu'à la figure. Il n'en est cependant rien. J'ai visité l'abattoir situé avenue de Trudaine, abattoir Montmartre, le plus important de Paris. Il y a quatre cents garçons bonchers occupés à tuer. »

Id., p. 90. « Ces hommes mangent beaucoup de viande et boivent tous beaucoup de vin. » « Ils sont forts, d'un certain embonpoint; mais aucun n'est obèse » (p. 88). « Le célèbre Moscagni attribuait son grand embonpoint au séjour prolongé qu'il faisait à l'amphithéâtre, et l'on a écrit que le séjour de ce lieu favorisait le développement de l'embonpoint. Le contraire est bien plus vrai, les faits sont là pour le prouver. Il ne peut y avoir que quelques exceptions à cette règle.

Id., p. 144. « L'obésité est liée au tempérament lymphatique, et plus on saigne quelqu'un, plus l'on favorise le
développement de ce tempérament et, par suite, celui de
la graisse. »

Un des professeurs agrégés de la Faculté, médecin des
hôpitaux de Paris, attaché à l'une des grandes compagnies
de chemin de fer français, m'a dit que chez les employés
de cette compagnie, où toutes les professions se trouvent
représentées, mais où tous les individus ont des conditions d'existence modestes, aussi éloignés de l'abondance
que de l'extrême dénûment, on ne voit pas d'obèse, excepté
parmi les distributeurs de billets dans les gares importantes. Ces derniers sont presque toujours sédentaires, assis
ou debout, dans un air confiné et sans lumière ; la cellule
dans laquelle ils sont renfermés n'a généralement pas
de fenêtre, elle est étroite et la plupart du temps il est
indispensable de faire usage du gaz, même pendant la
journée.

Wadd. *Cursory remarks, loc. cit.*, p. 79. « Galien observe que les gens qui surveillent les vignes et qui demeurent deux mois sans manger autre chose que des figues et
des raisins deviennent gras. » « Les esclaves chinois, au
moment de la récolte du sucre (*sugar season*), deviennent
gras, sans autre alimentation que la canne à sucre mûre
(*ripe sugar cane*). La même chose se remarque dans les
Indes-Occidentales.

Id., p. 81 et seq. « Le Dᵣ Stark, par des expériences
qui lui ont coûté la vie, a prouvé que les excès de sucreries
et les excès d'aliments gras portent une plus funeste atteinte à la constitution que toutes les autres substances
alimentaires. »

Id., loc. cit., p. 73. « On connaît bien en Angleterre
l'histoire de M. Burdett, l'un des derniers survivants des
gens enfermés dans le trou noir (*black-hole*) à Calcutta, qui

attribuait son obésité au terrible événement dont il avait failli être victime. »

A.-J.-B. Parent-Duchàtelet. *De la prostitution dans la ville de Paris*, 1857, p. 185 et seq. « L'embonpoint de beaucoup de prostituées et leur brillant état de santé frappent tous ceux qui les regardent en masse et qui les voient réunies en assez grand nombre.

« A quoi est-il dû ?

« Il faut attribuer cet embonpoint, souvent remarquable des prostituées, à la grande quantité de bains chauds .qu'elles prennent pour la plupart, et peut-être encore à leur vie inactive, à la *nourriture abondante* qu'elles se procurent. Indifférentes pour l'avenir, *mangeant à chaque instant*, consommant beaucoup plus que toutes les femmes du peuple qui travaillent péniblement, ne se levant qu'à dix ou onze heures du matin, comment avec une vie aussi animale n'engraisseraient-elles pas? »

Les militaires obèses appartiennent généralement aux grades élevés et sont de familles influentes. Ils ont par conséquent des conditions héréditaires spéciales.

La réputation des diverses espèces de bières comme agents producteurs de la graisse est depuis longtemps établie.

« *Regimen sanitatis Salerni*. London, 1634, p. 109.

By drinking ale or Beere grosse humours grow,
Strength is augmented bloud and flesh also
Encreaseth dayly, urine they doe procure,
Enflate the belly, as the learn'd assure.

(Par l'usage d'ale ou de bière, de vilaines humeurs sont produites, la force est augmentée, ainsi que le sang et la chair. Il y a grande production d'urines et gonflement du ventre, comme les savants l'assurent.) »

Id., p. 2. « Mangez et buvez sobrement, car manger et boire d'une façon excessive vous rendront inapte au coït, somnolent et fainéant, en abîmant et affaiblissant l'estomac. Plusieurs autres inconvénients, comme le dit Avicenne, se manifesteront et modifieront l'organisme par suite d'excès d'aliments et de boissons. »

« *Id.*, p. 170.

> Men that be phlegmaticke, are weake of nature
> Most commonly of thicke and stubbed stature.
> And fatnesse overtaketh them amaine,
> For they are slothfull and can take no paine,
> Their sences are but dull, shallow and slow.
> Much given to sleepe whence can no goodness grow.
> Thy often spet; yet natures kind direction,
> Hath blest them with a competent complexion.

(Les hommes phlegmatiques sont faibles, le plus ordinairement courts et gros ; l'obésité s'empare d'eux, car ils sont paresseux et ne peuvent prendre aucune peine ; leurs sens sont obtus, peu développés et lourds. Ils sont trèsdisposés au sommeil dont ils ne peuvent retirer aucun bien, crachent souvent et sont pourtant doués par la nature, toujours bienfaisante, d'un teint vermeil ».)

Quant au sexe, on est généralement disposé à croire que l'obésité se développe plus facilement chez la femme, à cause de la vie sédentaire à laquelle elle est le plus souvent astreinte.

« Prof. Ch. Robin. *Communications orales*. Les femmes orientales en particulier prennent très-peu d'exercice, mangent toute la journée et dorment beaucoup. On a remarqué que tous les plaisirs de l'amour portent au sommeil, cependant dans ces pays polygames les hommes qui en usent beaucoup plus que les femmes, deviennent bien plus rarement obèses. »

Wadd. *Cursory rem., loc. cit.*, p. 56 et seq. « Dans certains pays l'obésité localisée est considérée comme un des plus grands signes de beauté, ainsi Barrow raconte dans ses voyages que les Hottentots sont très-admirateurs des femmes grasses. La forte courbure de l'épine dorsale en avant et le développement des fesses sont les signes caractéristiques de toute la race Hottentote, mais parmi quelques tribus des petits Bosjesmans cette exagération est portée à un degré extravagant.

En voici un exemple : la saillie du postérieur (*posterior*) chez un sujet mesurait cinq pouces et demi à partir de la colonne vertébrale. Cette protubérance était constituée par de la graisse et, lorsque la femme marchait. elle avait l'aspect le plus ridicule qui se puisse imaginer ; chaque pas qu'elle faisait produisait un mouvement de ballotage et de tremblement comme si deux masses de gelée avaient été attachées à sa suite.

Les Tunisiens ont une curieuse habitude d'engraissement pour leurs jeunes filles en vue du mariage. Une jeuue fille, après ses fiançailles, est enfermée dans une petite pièce; la nourriture employée dans ces circonstances est une graine appelée *drough*, qui possède un pouvoir engraissant des plus extraordinaires. Mungo-Park parle de mères africaines qui gorgeaient (comme des volailles à l'engrais) leurs filles, afin qu'elles pussent plaire aux princes qui voyageaient à travers le grand désert. »

Peut-on admettre que certaines diathèses conduisent forcément à l'obésité. Cette opinion est soutenue par M. le professeur agrégé Ch. Bouchard, qui nous a communiqué les quelques observations suivantes :

Madame R..., 45 ans, père très-obèse, mère obèse ; a eu neuf enfants, l'obésité commence peu de temps après le mariage. Poids actuel 107 k. 350.

Marche très-pénible, transpiration très-facile et abondante. Alimentation habituelle ordinaire.

Urines de vingt-quatre heures, 1400 c. c ; densité, 1024 ; sucre, 0 ; albumine, 0 ; urée, 15 gr. 50 par litre, 21 gr. 70 en vingt-quatre heures.

Madame B..., 37 ans, a eu un frère phthisique, elle a eu de la scrofule ganglionnaire dans l'enfance, un rhumatisme articulaire aigu dans l'adolescence et est sujette aux hémorrhoïdes ; engraisse depuis l'âge de 18 ans, taille moyenne, poids 85 kilogrammes.

Fernand B..., 11 ans, obésité depuis 2 ans. Son poids actuel est de 56 kilog. 500 gr., le tissu adipeux a, sur les membres, pris un développement monstrueux. Il a eu antérieurement la coqueluche et la fièvre typhoïde, pas d'accidents scrofuleux.

Une tante paternelle souffrait, dit-on, d'un rhumatisme goutteux (chronique), la mère est obèse, rien d'autre dans les antécédents héréditaires.

Chez cette enfant, *l'obésité a coïncidé avec le développement d'un appétit vorace.*

Madame B.... 49 ans, née à Paris, d'un père turc et d'une mère française, mère obèse, rien autre à signaler dans l'hérédité. — Réglée à 7 ans, mariée à 19 ans, quatre enfants, ménopause à 46 ans, sujette aux bronchites et aux battements de cœur, a eu plusieurs attaques de rhumatisme articulaire, est sujette à des douleurs articulaires passagères, a eu des lumbagos fréquents.

L'obésité débute il y a douze ans *après la dernière grossesse.* Le poids actuel est de 117 kilog., le ventre, les seins les jambes et les bras sont monstrueux, la respiration est très-gênée, il a souvent de l'orthopnée sans affection du

cœur et sans bronchite notable. La nuit, fréquents réveils
en sursaut, marche très-difficile, transpiration faible.

Urines de vingt-quatre heures 725 c. c. ; densité, 1029 ;
sucre, 0 ; albumine, 0 ; urée, 33,8 par litre, 24,05 en vingt-
quatre heures. — Dépôt abondant d'acide urique.

Madame G..., 29 ans, réglée à 14 ans, menstruations
douloureuses, inégales, retardantes, mariée à 19 ans, a eu
quatre grossesses, dont deux *fausses couches*. L'embonpoint commence à 19 ans, immédiatement après le mariage, pas d'antécédents héréditaires. Une entérite survenue après une couche amène un amaigrissement considérable, puis l'embonpoint reprend et augmente graduellement ; le poids est de 91 kilog. 500 gr. ; la marche gênée,
l'essoufflement rapide, souvent des palpitations sans
lésions cardiaques ou pulmonaires.

Urine, vingt-quatre heures, 1200 c. c. ; densité, 1023 ;
ni sucre ni albumine ; urée, 19 gr 8 par litre, 23 gr. 76 par
vingt-quatre heures.

Madame de C..., 56 ans, réglée à 11 ans, mariée à 16 ans,
devenant grosse immédiatement, a eu trois grossesse dont
une *fausse couche*, la dernière grossesse, il y a vingt-cinq
ans, *ménopause* à 46 ans, l'*obésité* débute immédiatement
après.

On trouve à signaler antérieurement une pneumonie,
une hémoptysie, l'abus des saignées, une métrorrhagie de
50 jours, à la suite d'une couche, une *phlegmatia alba
dolens*, l'eczéma, les hémorrhoïdes, un rhumatisme articulaire erratique ; des névralgies faciales, une sciatique,
des lumbagos récidivants, des coliques hépatiques.

Comme antécédents héréditaires, un oncle paternel, une
tante paternelle, le père obèse, grand-père paternel goutteux, père rhumatisant et névralgique.

La taille est moyenne. Le poids est actuellement de 95 kilog. La marche est pénible, la respiration est gênée, la transpiration abondante, le sommeil passable.

Madame B..., 42 ans, devient obèse depuis l'âge de 34 ans, réglée à 16 ans, grossesse il y a neuf ans, a eu dans l'enfance la fièvre typhoïde, le croup, plus tard une péritonite aiguë.

Indépendamment de ces maladies graves, on doit signaler, dans l'enfance, de fréquentes ophthalmies avec engorgement des ganglions du cou ; n'a jamais eu de rhumatisme, mais souffre très-fréquemment de douleurs des reins suivies d'un dépôt abondant de sable rouge dans les urines. Pas d'antécédents héréditaires ; menstruation très-irrégulière et peu abondante ; constipation habituelle, *transpiration difficile, soif intense*, obligeant à boire entre les repas, *appétit un peu glouton*, non réfréné ; poids actuel 100 kilog. Mollets énormes, bourrelets graisseux aux chevilles, reins et hanches énormes, ventre peu développé, gorge beaucoup trop volumineuse, la face et les bras sont relativement maigres ; oppression, battements de cœur, suffocations la nuit, depuis trois mois ne peut marcher que très-difficilement.

Urine, vingt-quatre heures, 750 c. c. ; ni sucre ni albumine ; urée, 24 gr. par litre ; 18 gr. en vingt-quatre heures.

Monsieur G..., 52 ans, très-maigre jusqu'à l'âge de 32 ans, est obèse depuis l'âge de 42 ans. Il marche difficilement, à la suite d'une luxation du fémur gauche survenue quand il avait 10 ans. Longévité héréditaire, ses ascendants sont morts à 87, 82, 78 et 70 ans.

La grand'mère maternelle, morte à 70 ans, était atteinte de *diabète sucré*. Le grand-père maternel asthmatique est mort d'accident à 87 ans.

L'alimentation a toujours été correcte, le premier déjeuner se composait de chocolat avec du pain et un peu de beurre, mais, pour tout le reste, les aliments étaient choisis et, d'une façon générale, les féculents et les aliments gras étaient, pour ainsi dire, exclus de son régime. Les repas étaient peu copieux, les boissons prises en quantité modérée, et jamais entre les repas. Le malade boit du vin étendu d'eau, cependant il a passé seize étés à Londres et, pendant ces séjours, il buvait du « pale ale », rarement du « porter ou du stout ». Vers la fin de ces séjours en Angleterre, il contracta une sciatique, depuis il a eu des douleurs musculaires fréquentes, de l'eczéma des mains, et est atteint actuellement de *pityriasis capitis*.

L'obésité est énorme, la marche presque impossible, la face fortement colorée, la respiration très-gênée. Il y a parfois des suffocations la nuit. Depuis quelque temps, on remarque une tendance au gonflement des jambes par le fait de la déclivité. On ne constate rien d'anormal dans le poumon ni dans le cœur.

Urines de vingt-quatre heures, 910 c. c. ; elles sont très-foncées, avec d'abondants dépôts d'urates ; il y a des traces de sucre, 23 gr. 8 d'urée par litre, 21 gr. 48 en vingt-quatre heures.

— Le malade *meurt subitement* avant d'avoir entrepris aucun traitement.

Madame G..., 56 ans, réglée à 12 ans 1/2 ; ménopause à 48 ans, une grossesse à 18 ans ; scrofule ganglionnaire à 12 ans ; rhumatisme articulaire aigu quelque temps après ; douleurs articulaires et musculaires fréquentes. Actuellement, nodosités d'Héberden.

Grand'mère obèse, mère goutteuse et scrofuleuse, affectée d'une maladie du cœur ; cousine germaine goutteuse, sœur scrofuleuse.

L'embonpoint commence à 28 ans, et augmente lentement mais graduellement à partir de cette époque. Après la *ménopause*, il augmente rapidement pour atteindre le poids de 101 kilog. à 51 ans ; il devient alors stationnaire ou plutôt oscillant. Le poids actuel est 90 kilog. 500 gr.

Urines de vingt-quatre heures, un litre ; urée, 12 gr. 7 par litre ; pas de sucre, pas d'albumine.

Madame G..., 43 ans, réglée à 13 ans ; ménopause imminente ; grossesse à 20 ans ; fausse couche à 22 ans ; douleurs rhumatismales musculaires erratiques habituelles ; lombagos fréquents.

Grand-père maternel rhumatisant, grand'mère·maternelle obèse, deux frères obèses.

La malade, très-maigre jusqu'à l'âge de 12 ans, devient obèse au moment de l'apparition des règles. Cette obésité prend un développement excessif pendant la lactation, vers 21 ans.

Le poids actuel est de 133 kilogrammes.

Essoufflement au moindre exercice ; transpiration facile ; constipation opiniâtre ; graviers rouges dans les urines.

Urines de vingt-quatre heures, 680 c. c. ; ni sucre, ni albumine ; urée, 31 gr. 6 par litre ; 21 gr. 5 en vingt-quatre heures.

M. D..., frère de la précédente, 41 ans ; rhumatismes articulaires aigus et rhumatismes articulaires subaigus ; douleurs musculaires rhumatismales ; dyspepsie avec gastralgie ; palpitations ; second bruit du cœur, à la base, un peu rude ; gravelle urique ; légère obésité abdominale à partir de 32 ans.

Le poids est de 84 kilog. 750.

Urine de vingt-quatre heures, 1160 c. c. ; ni sucre, ni

albumine; urée, 24 gr. 6 par litre ; 28 gr. 5 en vingt-quatre heures.

Madame L..., 33 ans, mère obèse ; deux sœurs obèses
dès l'enfance ; un grand-père maternel et des oncles pater-
nels goutteux ; le père et un oncle paternel affectés de maladies du cœur.

Dans l'enfance, fréquentes migraines avec vomissements
bilieux ; scarlatine grave, plusieurs fluxions de poitrine.
Réglée à 11 ans 1/2 ; mariée à 19 ans ; a eu deux grossesses ; est devenue sujette, à partir de son mariage, à des
accès souvent très-graves de tympanite intestinale ; a commencé, au même moment, à devenir obèse.

Le poids actuel est de 115 kilog. 5.

Urines de vingt-quatre heures, 1730 c. c. ; densité, 1011 ;
ni sucre, ni albumine ; urée, 13 gr. par litre ; 22 gr. 5 en
vingt-quatre heures.

M. L..., 39 ans, grand-père maternel goutteux et
asthmatique ; grand-oncle maternel affecté de la pierre.

Mère morte d'un *cancer du sein* ; tante maternelle morte
d'un cancer utérin.

Sujet, dans l'enfance, aux migraines ; a eu, dans la jeunesse, un rhumatisme articulaire aigu.

Gros mangeur, mauvaise hygiène.

L'embonpoint commence à 25 ans, et le poids atteint
112 kilog. 500.

Madame M..., 27 ans, grand-père maternel asthmatique
et obèse, mort, dit-on, d'obésité ; tante maternelle obèse.

Réglée à 13 ans ; mariée à 23 ans ; prend immédiatement de l'embonpoint ; devient enceinte au bout de 5 mois

et est atteinte de *phlegmatia alba dolens* après ses couches.

L'embonpoint augmente graduellement, et le poids, qui était antérieurement inférieur à 65 kilogrammes, atteint 88 kilog. 500.

TABLEAU DES CAS DE M. BOUCHARD (Charles)

HOMMES

Numéros d'Ordre.	POIDS en kilogs.	NOM.	AGE DE DÉBUT.	OCCASION DE DÉBUT.	RÉGIME.	EXERCICE	HÉRÉDITÉ.	ANTÉCÉDENTS et coïncidents.
1	56.500	B....	9		Appétit vorace.	Actif.	Rhumatisme.	O.
2	88.200	D....	19		Abus de pain.	Très-actif.	Rhumatisme.	Rhumatisme, migraine, lumbago.
3	101.000	D....	23		Abus de pain.	Très-actif.	Obésité, rhumatisme.	O.
4	97.500	P....	25	Après le siége de Paris.	Ordinaire.	Sédentaire.		Scrofule, rhumatisme, migraine.
5	105.000	L....	25		Mange trop.	Actif.	Goutte, pierre, asthme.	Migraine, rhumatisme articulaire aigu
6	98.200	G....	27	Pleurésie.	Ordinaire.	Habituel.	Migraine.	Migraine, lumbago, rhumatisme, eczéma.
7	100.000	T....	29		Viveur.	Abus de voitures.	Affection cardiaque, sciatique.	Diabète, rhumatisme musculaire.

8	108.500	R....	29	Pneumonie.	Mange beaucoup.	Actif.	Migraine.	Scrofule, rhumatisme articulaire aigu.
9	113.600	G....	31		Ordinaire.	O.	O.	O.
10	84.750	D....	32		Ordinaire.	Actif.	Obésité, rhumatisme.	Gravelle urique, rhumatisme articulaire aigu.
11	109.500	R....	33	Diminution d'exercice.	Viveur.	Abus de voitures.	Obésité.	Rhumatisme musculaire.
12	115.500	D....	36		Ordinaire.	Actif.	Obésité, rhumatisme.	Dyspepsie, glycosurie.
13	78.800	B....	37	Dyspepsie.	Ordinaire.	Actif.	Bronchite.	O.
14	126.200	C....	38		Ordinaire.	Actif.	Asthme.	Rhumatisme, migraine.
15	110.500	C....	38		Ordinaire.	Actif.	Diabète.	Eczéma, rhumatisme, coliques hépatiques, migraine, lumbago, hémorrhoïdes.
16		De B.	40	Dyspepsie, migraine.	Ordinaire.	Sédentaire.	Obésité.	Migraine.
17		G....	42		Ordinaire.	Actif.	Diabète, asthme.	Eczéma, glycosurie, sciatique, migraine, pityriasis.
18	138.000	T....	49				Goutte, rhumatisme, migraine.	Migraine, névralgies, rhumatisme musculaire.
19	122.500	R....			Gros mangeur.	Actif.	Goutte, affection cardiaque.	Migraine, eczéma, diabète.

TABLEAU DES CAS DE M. BOUCHARD (CHARLES)

FEMMES

Numéros d'Ordre.	POIDS ou kilogs,	NOM.	AGE DE DÉBUT.	OCCASION DE DÉBUT.	RÉGIME.	EXERCICE.	HÉRÉDITÉ.	ANTÉCÉDENTS et coïncidents.
1	77.700	B....	2		Ordinaire.	Actif.	Rhumatisme.	Eczéma, rhumatisme, migraine.
2	71.400	G....	10	Apparition des règles.	Ordinaire.	Ordinaire.		Hystérie.
3	129.900	N....	12	Menstruation.	Ordinaire.	Actif.	Obésité, asthme.	Albuminurie, lumbago, migraine.
4	133.000	J....	13	Début des règles.	Ordinaire.	Ordinaire.	Rhumatisme, obésité.	Rhumatisme, lumbago.
5	89.950	H....	15		Ordinaire.	Ordinaire.	O.	Lumbago.
6	89.750	B....	16	Fièvre typhoïde.	Ordinaire.	Ordinaire.	Goutte, diabète, gravelle, coliques hépatiq.	Sueurs fétides.
7	74.200	C....	17		Boit beaucoup.	Peu.	Asthme.	Scrofule, migraine.
8		B....	17	Troisième grossesse.	Ordinaire.	Ordinaire.	Asthme.	Migraine, rhumatisme.

9	84.000	B....	18		Ordinaire.	Ordinaire.	Phthisie.	Scrofule, rhumatisme articulaire aigu.
10	87.000	B....	19	Mariage.	Ordinaire.	Ordinaire.	Obésité.	Lumbago, rhumatisme musculaire , dyspepsie.
11	88.800	G....	19	Mariage.	Ordinaire.	Ordinaire.	O.	O.
12	115.000	L....	19	Mariage.	Ordinaire.	Ordinaire.	Goutte, obésité.	Migraine, urticaire.
13	88.000	D....	19	Mariage.	Ordinaire.	Ordinaire.	Goutte, obésité.	O.
14	119.000	M....	19	Première grossesse.			O.	O.
15	86.500	D....	20	O.	Mange trop de farineux.		O.	
16	96.700	M....	20	Première grossesse.	Sévère.	Sédentaire,	Obésité précoce.	Lumbago.
17	130.000	H....	20	Première grossesse.	Ordinaire.	Ordinaire,	Obésité.	Migraine, lumbago, rhumatisme articul. chronique.
18	104.500	M....	21	Première grossesse.	Mange très-peu.	Sédentaire.	Obésité, goutte, rhumatisme.	Lumbago, eczéma, rhumatisme articul. chronique.
19	98.800	L....	21		Mange et boit beaucoup.	Actif.		Rhumatisme, psoriasis guttata.
20		D....	21	Première grossesse.	Ordinaire.	Sédentaire.	Rhumatisme, asthme, obésité.	Migraine, lumbago, rhumatisme.

Numéros d'ordre.	POIDS en kilogs.	NOM.	AGE DE DÉBUT.	OCCASION DE DÉBUT.	RÉGIME.	EXERCICE.	HÉRÉDITÉ.	ANTÉCÉDENTS et coïncidents.
21		De A.	21		Mange beaucoup.	Ordinaire.	Migraine.	Migraine, lumbago.
22	92 700	B....	22	Première grossesse.	Sévère.	Actif.	Goutte.	O.
23	125.000	P....	22	Première grossesse.	Abus de pain.	Ordinaire.	Rhumatisme, asthme.	Rhumatisme, lumbago, névralgies.
24	79.500	O....	22	Première grossesse.	Abus de farineux.	Ordinaire.	O.	O.
25	97.500	D....	22	Empoisonnement par le cuivre.	Ordinaire.	Ordinaire.	Asthme.	Gravelle urique.
26	124.100	R....	23	Première grossesse.	Abus de farineux.	Sédentaire.	Diabète, goutte, obésité, gravelle.	Migraine, lumbago, rhum. articulaire chronique.
27	88.500	M....	23	Mariage.	Ordinaire.	Ordinaire.	Obésité, asthme.	O.
28	90.000	B....	23	Fièvre typhoïde.	Mange beaucoup.	Ordinaire.	Obésité, migraine, rhumatisme.	Rhumatisme articulaire chronique.
29	70.750	L....	23		Ordinaire.	Ordinaire.	Obésité, rhumatisme.	Névralgie, migraine.
30	80.500		24	O.	Ordinaire.	Actif.	Goutte, pierre.	Deux pneumonies, rhumatisme.

31	96.600	D. D.	24	Phthisie, suite de couches.			Phthisie, albuminurie, goutte.	Dyspepsie, constipation, migraine, lumbago, rhumatisme.
32	84.000	G....	24	Dysménorrhée.	Sévère.	Actif.	Goutte, gravelle, asthme, rhumatisme.	Prurigo, lumbago, migraine.
33	81.000	A....	24		Sévère.	Actif.	Goutte, phthisie.	Névralgie, migraine, lumbago.
34	107.000	D....	27	Dysménorrhée.	Ordinaire.	Ordinaire.	Rhumatisme.	Rhumatisme articulaire chronique.
35	97.500	G....	28		Ordinaire.	Ordinaire.	Obésité, goutte, scrofule.	Scrofule, rhumatisme.
36	84.200	D....	30	Coliques néphrétiques.	Abus de farineux.	Actif.	Obésité, rhumatisme.	O.
37		C....	30	Première grossesse.	Ordinaire.	Ordinaire.	Rhumatisme, goutte, migraine	Migraine, rhumatisme.
38	112.500	B....	31	Arrivée à Paris venant des montagnes.	Ordinaire.	Sédentaire.		Rhumatisme articulaire aigu et chronique.
39	68.000	L....	31	Repos pendant un été.	Mange peu.	Ordinaire.	Asthme.	Migraine, lumbago, douleurs articulaires, névralgie, urticaire, eczéma.
40	101.000	B....	34		Mange beaucoup.	Sédentaire.	O.	O.

Numéros d'Ordre.	POIDS en kilogs.	NOM.	AGE DE DÉBUT.	OCCASION DE DÉBUT.	RÉGIME.	EXERCICE.	HÉRÉDITÉ.	ANTÉCÉDENTS et coïncidents.
41	92.100	D. D.	35	Gastralgie.	Farineux.	Ordinaire.	Rhumatisme.	Gastralgie, calculs biliaires.
42	126.000	L....	35	Repos, suite d'entorse.	Sévère.	Ordinaire.	Pierre, asthme, phthisie, affec. cardiaque.	Rhumatisme chronique.
43	117.000	B....	37	Dernière grossesse.	Ordinaire.	Ordinaire.	Obésité.	Rhumatisme articulaire aigu, lumbago.
44	84.500	D....	37		Sévère.	Actif.	Goutte, asthme.	Migraine, lumbago, eczéma, rhumatisme, goutte, sciatique.
45	90.000	D....	38	O.	Abus de farineux.	Ordinaire.		Douleurs musculaires erratiques, névralgies variées.
46		R....	42		Ordinaire.	Ordinaire.		Migraine, sciatique, rhumatisme musculaire.
47	95.000	C....	46	Ménopause.	Ordinaire.	Ordinaire.	Obésité, goutte, rhumatisme.	Hémorrhagies, eczéma, névralgie, lumbago, coliques hépatique.
48	145.650	P....			Hydro-carbones.	Ordinaire.	Goutte, asthme.	Hémorrhagies, rhumatisme articulaire aigu, lumbago.

49	93.200	De C.			Ordinaire.	Médiocre.	Goutte, diabète.	Menstruation irrégulière, asthme, migraine.
50	81.700	B....			Ordinaire.	Peu.	Goutte.	Rhumatisme.
51	79.100	De E.			Ordinaire.	Ordinaire.	Goutte.	Rhumatisme, névralgies, migraine.
52	107.000	R....			Mange beaucoup.	Peu.	Obésité, rhumatisme.	Psoriasis guttata.

CAS DES PERSONNES OBÈSES

« Chambers, *loc. cit.*, p. 139 et seq. »

Numéros d'ordre	NOM.	SEXE.	AGE.	TAILLE.		POIDS		AGE de début.	OCCASION DE DÉBUT,	HÉRÉDITÉ.	ANTÉCÉDENTS et complications.
				feet	inches	stones	pounds				
1	A. S. M...	M.	1 3	» 2 3	» 7 7	0 2 6	16 12 3	Naissance.		O. — 6 frères et sœurs dont aucun obèse.	Mort à 4 ans 1/2, de bronchite.
2	F. V.....	F.	40	5	3	22	0	3 ans.	Une fièvre.		Dyspepsie.
3	A. C......	M.	16	5	7	18	0	5 ans 1/2.	Scarlatine.	Collatérale.	
4	M. H.....	F.	13 25 33	» 5	» 2	13 15 20	0 3 5	Enfance.			
5	E. L......	F.	26	5	5	14	0	Enfance.		Père et mère obèses.	Eruptions cutanées, veines variqueuses.
6	Mme S....	F.	45 47	5	10	28 26	8 6	8 ans.	Scarlatine.	Collatérale.	Dyspepsie.
7	J. R.....	M.	22 66	5	4	23 17	0 0	13 ans.	Blessure de la colonne vertébrale.		Œdème des pieds, respiration difficile.

8	R. A. H..	M.	20	5	5	16	0	14 ans.			
9	Ch. S....	F.	26	5	4	16	2	16 ans.		Collatérale.	
10	C. H.....	M.		5	6	26	0	16 ans. 16 ans.	Gonorrhée.	Oui.	Respiration difficile.
11	Mme L....	F.	23	5	4 1/2	13	0	20 ans.	Voyage aux Indes.	Oui.	Dix fausses couches.
12	D. L.....	F.	21	5	8	16	2	18 ans.		O.	Eczéma.
13	E. L. A...	M.	30	5	6	17	6	18 ans.	Travail de cave.		
14	S. W!....	F.	70	5	7	17	0		Mariage.	Père et mère obèses.	Emphysème pulmonaire d'un côté.
15	M. B.....	F.	36	5	7 1/2	19	7		Mariage.	O.	
16	Mme S....	F.	22	5	2	11	0	20 ans.	Mariage.		Pléthore.
17	C. S......	F.	24	4	8	12	0	21 ans.	Accouchement.	O.	Dyspnée.
18	G. O. B...	M.	40	6	1	19	11	21 ans.	Gros mangeur.	Père obèse.	Hypertrophie du cœur, albuminurie, anasarque.
19	Mme W...	F.	28	5	6	15	0	24 ans.	Ivrognerie, érysipèle.		Dyspepsie.
20	H. W....	F.	68 morte	5	7 1/2	18 à 19		25 ans.	Salivation par le mercure.	Père et mère obèses.	Hypertrophie du cœur, anasarque, coma.

Numéros d'Ordre.	NOM.	SEXE.	AGE.	TAILLE.		POIDS.		AGE de début.	OCCASION DE DÉBUT.	HÉRÉDITÉ.	ANTÉCÉDENTS et complications.
				feet	inches	stones	pounds				
21	R. G. G...	M.	25 42	5	10	13 19	7 0	25 ans.	Trop peu à faire.	Oui.	Deux attaques (fits) de pléthore à 30 ans.
22	G. W. ...	M.	50	5	10	19	0	26 ans.	De postillon est devenu cocher.	Mère obèse, collatérale.	Bronchite, pneumonie.
23	E. W.....	F.	58	5	7	16	7	26 ans.	Accouchement.	Père et mère obèses.	Dilatation du cœur, emphysème pulmonaire.
24	Mme Q....	F,	22 48	5	8 1/2	9 20	0 0	26 ans.	Une maladie (?).	Père et mère obèses.	Ménorrhagie, dyspepsie.
25	W. B.....	M.	28	5	10	19	0	26 ans.	Syphilis.	Père et mère obèses.	
26	M. H.....	M.	58 60	5	8	24 22	0 3	26 ans.		Oui.	Rhumatisme chronique.
27	T. H.....	M.	56	5	8	19	0			Oui.	
28	S. H.	F.	55	5	5	19	0			Oui.	
29	M. M.....	F.	35 38	5	6	20 18	0 0	27 ans.	Soins à un enfant malade.	Père obèse.	

30	Hon. A.P.	M.	35	5 10	16	0	28 ans.	Abus de boissons peu alcoolisées.	Oui.	Somnolence, dyspepsie.
31	R. B.....	M.	38	5 10 1/2	20	1		Abus de boissons peu alcoolisées.	Collatérale.	
32	G. H.....	M.	57 mort.	6 1	36	0	Avant 30 ans.	Traitement mercuriel pour syphilis, augmentation énorme.	Père et mère obèses.	Mort d'emphysème pulmonaire et hypertrophié du cœur.
33	Mme A....	F.	52	5 7	19	0	30 ans.	Vie irrégulière.		Hernie.
34	J. S......	M.	33 35	5 3	9 14	6 10	34 ans.	Salivation mercurielle.	O.	Pneumonie.
35	II. T.....	M.	58 60	5 10	20 17	0 0	Age moyen.		Oui.	Eruption cachectique aux jambes; paralysie partielle
36	T.	M.	58		23	0	Age moyen.	Excès (?).	Oui.	
37	Mme P....	F.	52	5 6	15	7	40 ans.		Père et mère obèses; collatérale.	
38	A. G.....	M.	63 mort.	5 1	28	0		Hôtelier.	Une nièce très-obèse.	Mort d'apoplexie pulmonaire.

TABLEAU

DES CAS DU PROFESSEUR TEISSIER (DE LYON).

Hommes.

NUMÉROS D'ORDRE.	AGE DE DÉBUT.	OBÉSITÉ HÉRÉDITAIRE.	ANTÉCÉDENTS ET COÏNCIDENTS.
1	9 ans.	O.	Toux étrange, mouvements choréiques, faim boulimique.
2	45 ans.	O.	
3	45 ans.	O.	Polyurie, polydipsie, glycosurie, albuminurie.
4	45 ans passés.	O.	Plusieurs attaques d'hémiplégie.

Femmes.

NUMÉROS D'ORDRE.	AGE DE DÉBUT.	OBÉSITÉ HÉRÉDITAIRE.	ANTÉCÉDENTS ET COÏNCIDENTS.
1	17 ans.	O.	Troubles nerveux, gastralgie.
2	18 ans.	O.	Symptômes de phthisie pulmonaire, menstruation irrégulière.
3	20 ans.	O.	Hystérie, hémiplégie hystérique.
4	30 ans.	O.	Hystérie, aphonie nerveuse, dysménorrhée, gastralgie.
5	36 ans.	O.	Rhumatisme, nervosisme, règles douloureuses.
6	Ménopause.	Fils obèse.	Nervosisme, hypochondrie.
7		O.	Glycosurie.
8	54 ans.	O.	Ataxie locomotrice.

TABLEAU

DES CAS CITÉS DANS MA THÈSE ET D'OBSERVATIONS
PERSONNELLES.

Hommes.

NUMÉROS D'ORDRE.	AGE DE DÉBUT.	OBÉSITÉ HÉRÉDITAIRE.	ANTÉCEDENTS ET COÏNCIDENTS.
1	10 ans 1/2.		
2	13 ans 1/2.	Frére obèse.	Dyspnée.
3	18 ans 1/2.		
4	19 ans, mort.		
5	20 ans.	O.	
6	28 ans, mort.		
7	28 ans.	Père un peu obèse.	Scarlatine, épilepsie, digestions difficiles, haleine fétide,
8	32 ans.	O.	Dyspnée, odeurs nauséabondes.
9	33 ans.	O.	
10	47 ans.	O.	Dyspnée, foie tuméfié, transpiration d'odeur ammoniacale.

Femmes.

NUMÉROS D'ORDRE.	AGE DE DÉBUT.	OBÉSITÉ HÉRÉDITAIRE.	ANTÉCEDENTS ET COÏNCIDENTS.
1	4 semaines.	O.	Respiration gènée.
2	6 mois.	O.	Dyspnée, scarlatine, rougeole, irascibilité.
3	Enfance.		
4	Enfance.	4 enfants obèses.	
5	4 ans.	O.	Idiote.
6	12 ans.		
7	13 ans.	O.	Dyspnée, œdème des membres inférieurs.
8	13 ans.		Idiote, dyspnée.
9	15 ans.	O.	
10	21 ans.		Dyspnée, foie tuméfié, reins congestionnés.

Wadd (*Cursory remarks.loc. cit.*, p. 44).« L'article boisson demande la plus grande attention. Les obèses boivent généralement avec excès ; s'ils persistent, il faut renoncer à l'espoir de les voir maigrir.

Ce ne sont pas toujours les plus gros mangeurs qui deviennent obèses.

On peut en juger par ce qui suit :

Un Français, prisonnier de guerre, resta excessivement maigre quoiqu'il mangeât journellement :

> Pis de vache cru. . . . .   4 livres (anglaises).
> Bœuf cru. . . . . 10 —
> Chandelles. . . . .   2 —

En tout seize livres de nourriture ; de plus, il buvait cinq bouteilles de porter.

Si nous devons en croire Pline, Milon de Crotone mangeait cinquante livres de viande par jour. »

Extraits des notes manuscrites de M. le professeur A. Gubler, de la Faculté de médecine de Paris (vingtième leçon, 11 mai 1876).

« L'obésité est l'hypertrophie du tissu cellulo-adipeux.

Les conditions d'où résulte l'excès de la graisse dans l'économie sont :

1° L'alimentation absolument ou relativement excessive.

2° Défaut de consommation sous les deux formes d'aliments respiratoires et d'aliments plastiques.

Les conditions causales communes sont :

1° Absence ou diminution de toutes les grandes fonctions, musculation, respiration, calorification, travail intellectuel, actes reproducteurs.

2° Arrêt ou ralentissement du mouvement nutritif.

Les causes éloignées de ces modifications fonctionnelles ou trophiques sont le repos de corps et de l'esprit, tempé rature tiède, humidité, hypoglobulie. Mais l'excès des matières grasses dans l'économie n'est pas la seule cause ni la cause inévitable d'un accroissement de formation du tissu cellulo-adipeux. C'est une condition favorisante, déterminante.

La cause efficiente de l'obésité, générale ou localisée, est ailleurs.

Elle se trouve dans une prédisposition organique à l'hypertrophie du tissu adipeux, lésions du système nerveux, suppression d'organes nobles essentiels, castration, hérédité, atavisme.

Voilà pourquoi certains gros mangeurs sont maigres, et certains petits mangeurs, ou sujets mal nourris et vivant dans la misère, sont obèses. »

Chambers, *loc. cit.*, p. 112. « Les occupations qui portent le plus à l'obésité sont celles qui joignent un régime surabondant à un exercice modéré au grand air, telle, par exemple, que la vie menée par un cocher.

« Un exercice modéré prédispose toujours à l'accumulation de la matière adipeuse, ou à ce que l'on appelle une bonne condition. »

Chambers, *loc. cit.*, p. 113. «La tranquillité de l'esprit a une puissance bien connue sur l'accumulation de la graisse : cette appréciation est même familière aux poëtes. Pendant la période aiguë de la manie, les patients deviennent maigres, mais dès que cet état disparaît, ils regagnent leur embonpoint.

« Le Dr Sutherland me raconte qu'il est habitué de tirer de ces circonstances un pronostic au sujet de la maladie : si l'affection mentale diminue en même temps, il considère alors l'engraissement comme un symptôme favorable; mais si, au contraire, ces derniers effets se produisent, sans amélioration dans l'état de l'esprit, c'est

défavorable. Très-fréquemment, me dit-il, lorsque la maladie va probablement passer à l'état d'imbécillité ou de
stupidité, la face du patient prend un aspect particulier
de graisse et d'empâtement (fat and pasty appearance). »

Chambers, *loc. cit.*, p. 114. « L'absorption d'une grande
quantité de liquide quelconque est une cause fréquente
d'obésité. Ceux qui sont de grands buveurs d'eau paraissent en souffrir autant que les intempérants et il y a peu
de personnes obèses qui ne soient portées à avoir soif.
Voyez les cas 30 et 31 (de la table) dans lesquels cela a été
évidemment observé. »

« Le n° 13 (E. L. A.) doit rappeler à nos esprits les observations de M. Morton au sujet des moutons, dans le
cas où l'insuffisance de lumière se trouvait favoriser d'une
façon si considérable le pouvoir engraissant d'un régime
modéré.

« Le sujet était employé dans les caves d'une brasserie,
et quoique d'une stricte tempérance, il voyait son volume
augmenter dans de si fortes proportions qu'il en était
alarmé.

« Il obtint une position comme scribe (clerk) dans le
même établissement et s'aperçut que ce nouvel emploi à
l'air avait pour conséquence une diminution rapide. Il est
devenu depuis garçon des recettes (collecting clerk) et il a
diminué davantage.

« On devrait s'attendre à ce que le manque de lumière
solaire produisît un effet semblable sur les colliers (mi-
neurs), mais je ne puis pas trouver qu'il en soit ainsi;
probablement leur dur travail, l'activité de leur peau
parce qu'il sont sans vêtements, enfin leurs ablutions fréquentes, doivent contrebalancer l'influence de l'obscurité. »

Maccary, *loc. cit.*, p. 184. « Riches, gourmands et oisifs,
qui vous nourrissez trop bien, et qui abusez de mets les

plus exquis et les plus succulents et de liqueurs les plus
spiritueuses, et qui dédaignez toute espèce d'exercice,
comme si les jambes vous étaient accordées par la nature
comme un frivole ornement, n'oubliez pas que l'obésité
est une suite fréquente de l'oisiveté, de la bonne chère. »

CHAPITRE IV.

« Le corps le plus dispos est celui dont les formes sont
carrées, sans maigreur et sans obésité. »

« La maigreur rend le corps débile, et l'excès d'embonpoint émousse la sensibilité. » (Celse, trad. de M. Charles
des Étangs, Paris, 1846, p. 22.)

Wadd, *Cursory remarks*, *loc. cit.*, p. 97. « Pour faire une
juste comparaison entre les limites extrêmes de l'obésité
et de la maigreur, nous devons considérer chacun de ces
états dans son plus grand éloignement de cette heureuse
moyenne qui est l'apanage de la santé. Parmi les exemples de ces situations extrêmes qui s'éloignent de la santé
parfaite, citons Philotus, le poëte, dont la maigreur était
si grande qu'il était nécessaire d'attacher du plomb à ses
souliers pour empêcher qu'il ne fût emporté par le vent,
et Dionysius d'Héraclée, qui, après sa mort, étouffé par
la graisse, pouvait à peine être transporté à son tombeau. »

Malcolm Flemyng, M. D., London, MDCCLX, p. 1 et
2. « L'obésité, portée à un degré extraordinaire, est bien
véritablement une maladie, puisqu'elle nuit en quelque
sorte au libre exercice des fonctions animales et a une
tendance à abréger la vie en préparant une voie à tous
les désordres dangereux. C'est une accumulation trop
considérable de l'huile animale ou de la graisse plus ou
moins répandue dans tout le corps, mais principalement

sous la peau, dans les interstices musculaires et dans l'intérieur de la cavité abdominale. »

« L'obésité est une prédisposition, une imminence morbide; elle est au système cellulaire ce que la pléthore est au système sanguin ; c'est une véritable irritation nutritive, une hypertrophie du tissu graisseux. »

Œuvres complètes d'Hippocrate, trad. par E. Littré, t. II, p. 75, § 21. « *Causes de l'infécondité.*—Quant aux femmes, ces causes sont l'embonpoint et l'humidité du corps; la matrice ne peut plus saisir la liqueur séminale; car l'écoulement menstruel, loin de s'opérer avec la régularité nécessaire, est peu abondant et séparé par de longs intervalles, et l'orifice de l'utérus, fermé par la graisse, n'admet pas la semence. Ajoutez à cela l'indolence de ces femmes, leur embonpoint, la froideur et le relâchement du ventre, toutes ces causes réunies doivent nécessairement rendre les Scythes peu féconds. Leurs esclaves femelles donnent une grande preuve de la vérité de cette explication ; elles n'ont pas eu plutôt commerce avec un homme qu'elles deviennent grosses, et cela parce qu'elles travaillent et qu'elles sont plus maigres que leurs maîtresses. »

« Chez celles qui, ayant un embonpoint extraordinaire, ne conçoivent pas, l'épiploon presse l'orifice de l'utérus, et elles ne conçoivent pas avant d'avoir maigri. » (*Aphorisme XLVI*, 5ᵉ section, trad. Littré.)

« 21. Une femme qui a pris un embonpoint excessif, de la graisse et est devenue pleine de pituite, ne conçoit pas durant tout ce temps.

« Mais celle qui est telle naturellement, conçoit en raison de ces circonstances, si rien autre n'y fait empêchement. » (T. VIII, p. 487, trad. Littré.)

« Les personnes qui ont naturellement beaucoup d'embonpoint sont plus exposées à une mort subite que les personnes maigres. » (*Aphorisme* XLIV, 2ᵉ section, t. IV, p. 483, trad. de Littré.)

Dancel, *loc. cit.*, p. 306 et 307. « Parmi les infirmités qu'occasionne très-souvent le trop grand embonpoint, il faut ranger la stérilité. C'est un fait constaté non-seulement dans l'espèce humaine, mais encore chez les femelles de tous les autres animaux.

Id. 308. « Diminuer l'embonpoint des femmes grasses et stériles, c'est donc les placer dans une condition favorable à la conception. J'ai vu plusieurs cas qui viennent à l'appui de ce précepte. »

Traité de l'impuissance et de la stérilité chez l'homme et chez la femme, par le Dʳ Félix Rombaud, 3ᵉ éd. Paris, 1872. « Quand on songe au tissu graisseux dont les eunuques sont chargés, et à l'embonpoint qu'acquièrent les individus dont le désir génésique est paresseux ou s'est éteint avant l'âge, on se demande s'il ne conviendrait pas mieux de considérer l'obésité comme un signe de l'impuissance, au lieu d'en faire un état pathologique dont l'anaphrodisie est un symptôme (p. 263).

« L'obésité détermine une débilité plus ou moins prononcée, et qui peut même aller jusqu'à l'impuissance complète. » (P. 266.)

Hippocrate, trad. Littré, t. VI, p. 63. « Les individus qui ont mené une vie dure, et ont été gens de travail corporel et de métier pendant leur jeunesse mais qui plus tard sont délivrés de leurs labeurs, ont pris de l'embonpoint dû à une chair molle et bien différente de l'ancienne, et dans leur corps, profondément divisé entre la constitution antécédente et la constitution acquise, il n'y a plus d'accord. Lors donc qu'une maladie saisit des gens dans une telle disposition, ils en réchappent tout d'abord, mais ensuite le corps se fond à la longue, et une humeur ichoreuse s'écoule par les veines là où elle trouve la voie la plus large. Si le flux se fait dans le ventre inférieur, les selles deviennent à peu près telles que ce que le corps renferme; car la voie étant déclive, le séjour n'est pas long dans l'intestin. Si le flux se fait dans la poitrine, la purulence s'établit, car l'évacuation étant à contre-mont, le liquide séjourne longtemps dans le thorax, se corrompt et devient purulent. Si l'éruption se fait dans la vessie, le liquide, par la chaleur du lieu, s'échauffe, blanchit et se sépare; la partie la plus ténue va en haut, la plus épaisse en bas, ce qu'on nomme pus. »

Maccary, *loc. cit.*, p. 106. « Avicenne, Laurans (*Anat. févil* 218, et Hœflerus dans son *Medicus Herculeus* (p. 30) disent que les personnes trop grasses et polysarciques sont rarement prolifiques. »

« Nous avons perdu à Gênes une dame d'une famille très-distinguée, qui, à la suite d'un mariage d'inclination, devint obèse, et en même temps enceinte. Le professeur Scassi nous prédit qu'au premier travail d'accouchement probablement elle périrait d'apoplexie. L'issue prouva la justesse du pronostic de ce grand praticien.

« Je puis citer une dame qui fut stérile tant que dura son obésité, et qui fut plusieurs fois mère après qu'elle eut été guérie. »

« Walter a remarqué chez quelques obèses un bourdonnement dans les oreilles, des vertiges et de vives douleurs à la tête et à la nuque avec une voix sonore, une toux sèche et pénible. J'ai encore observé chez quelques-uns de ces malades, des douleurs aiguës en diverses parties, qui alternaient avec des démangeaisons à la peau; leurs jambes étaient souvent œdémateuses ou couvertes de taches semblables à des ecchymoses. »

« Je ne connais qu'un désavantage attaché à une petite taille, celui de trop engraisser, et la corpulence est très-contraire à une longue vie. » (*Essai sur la longévité*, par sir John Sinclair, mélange in-8, 303.)

« Obésité dans la jeunesse prévoit une courte vie. » (Lord Bacon, *on Life and Death* ; J. Sinclair, *Code of Health and longevity*, 1807, vol. IV, p. 149.)

C'est pour cette raison que les corps puissants résistent moins que les grêles et secs aux grandes maladies, surtout lorsque la saison ou la contrée sont chaudes. (Huxham, *Traité des fièvres*, p. 31.)

Les seules secousses violentes, un fort accès de colère, déterminent une révolution périlleuse.

Aussi les chevaux, les bœufs trop gras étant surmenés et forcés à courir, meurent de *gras fondu* en peu de temps. (Virey, *Dict. des sciences médicales*, 1843, t. VII, p. 104.)

Maccary, *loc. cit.*, p. 54 et seq. « Les terminaisons les plus fréquentes de l'obésité sont l'orthopnée, les palpitations du cœur, l'apoplexie, les hernies et la mort subite. A celle-ci on doit en ajouter quelques autres qui ne sont pas aussi fréquentes, telles sont les éruptions miliaires, l'épistaxis, les hémorrhagies les plus difficiles à guérir, l'épilepsie, l'érésipèle qui passe à la gangrène, les maladies aiguës, la manie, le typhus, l'hystérie, l'anasarque, les diarrhées graves ou habituelles. Chez les jeunes sujets il survient souvent des excoriations qui laissent sortir une humeur particulière. Selon Ettmuller (p. 666) le scorbut qui attaque les personnes grasses, amène avec lui l'atrophie et les ulcères internes des viscères. »

Id., p. 55 et seq. « Le professeur Portal (*Observations sur la nature et le traitement de l'apoplexie*, etc., p. 137) nous dit « avoir ouvert ou fait ouvrir le corps de quelques personnes mortes d'apoplexie, dont on a attribué la cause à un excès de graisse, avec d'autant plus de vraisemblance, qu'on n'en connaissait point d'autre ; que la graisse, dans ces sujets, était en quantité énorme à l'extérieur, comme à l'intérieur. W. T. Jansen (*Consideratio pathologica et physiologica pinguedinis animalis*, Leydæ, 1784) nous donne des exemples semblables. »

« Aristote dit que les personnes grasses vieillissent de bonne heure, et que par conséquent elles terminent plus tôt leurs jours. »

« J'ai remarqué que les personnes dont le ventre est très-volumineux terminent leurs jours par des hernies étranglées. La cause de cette maladie a été jusqu'à présent peu remarquée. La quantité de la graisse entassée dans l'épiploon et le méso-côlon en est une des causes les plus fréquentes. »

« Id., p. 57 et seq. Celse (p. 47, vol. II) assure que les obèses sont sujets aux maladies aiguës, aux dyspnées, à la mort subite. »

« J'ai entendu le professeur Raggi de Pavie dire dans ses leçons, qu'il a vu des obèses sujets à des épistaxis très-abondantes ; et qu'il a guéri un notaire *épileptique* par suite d'obésité. »

« L'obésité a encore pour terminaison l'hystérie. » Mlle N. N., de Paris, fut obèse jusqu'à l'âge de cinquante-cinq ans et aux premiers accès d'hystérie, qui se répétaient tous les quinze ou vingt jours (voyez mon *Essai sur l'hystérie.*) »

Id., p. 59. « Ettmuller nous apprend que les femmes qui n'ont plus leurs menstrues, ou qui ne conçoivent plus, deviennent plus grasses et plus replètes ; mais ces femmes ne restent pas longtemps dans cet état, car elles finissent par devenir hystériques.

Id., p. 62. « Je dois faire remarquer que l'obésité, quelque fréquente qu'elle soit, surtout parmi les enfants, est cependant négligée. Les parents eux-mêmes se réjouissent de voir leurs enfants gras et frais ; mais leur joie n'est pas de longue durée, parce qu'ils sont enlevés par une mort

subite, dont on attribue ordinairement la cause aux vers.
Mais si l'on ouvre les cadavres de ces enfants, loin de
trouver des vers, on ne rencontre qu'une grande abondance de graisse dans le péricarde, le médiastin, ou ailleurs, qui, en diminuant le volume des poumons et du
cœur, empêche le libre exercice de ces organes, et amène
une mort rapide.

« Parmi les terminaisons les plus funestes de l'obésité,
Walter admet l'épanchement de la sérosité dans les ven-
tricules du cerveau, qui occasionne, selon lui, la perte de
la mémoire et des sens ; et bientôt les vertiges, l'apoplexie,
les spasmes, les palpitations du cœur, les fièvres malignes,
les cachexies, l'œdème. »

Id., p. 64. « Les scrofules peuvent être considérées
comme une terminaison de l'obésité ou une complication. »

Les considérations suivantes m'ont été communiquées
par un professeur agrégé de la Faculté de médecine de
Paris, médecin des hôpitaux, dont l'érudition et l'expérience sont connues de tout le monde médical.

« Consommation moindre d'oxgyène par les gens qui
accumulent de la graisse ;

Rapprochement entre l'obésité et le diabète sucré.

Cliniquement il y a une relation très-évidente entre l'obésité et le diabète, appréciée soit par l'examen de l'individu
(coïncidence et succession morbide), soit dans la famille
(transmission de maladie par voie héréditaire).

1° A Vichy on est frappé de voir beaucoup d'obèses qui
viennent en grande partie pour cause de *diabète*.

Il y a un diabète sucré appelé *gras*, et beaucoup de diabétiques, atteints de diabète consomptif (maigre), ont été
autrefois des diabétiques gras. De plus, un individu obèse
doit toujours être surveillé au point de vue du diabète.
Il n'est pas de médecin expérimenté qui n'ait observé, en
dehors des hôpitaux, de ces exemples où des individus

obèses et nullement diabétiques, le sont devenus plus tard.

2° Il est des familles dans lesquelles on peut constater chez les différents membres un certain nombre de maladies chroniques reliées entre elles par une *parenté évidente*. Le père étant goutteux, on peut trouver et l'on trouve fréquemment dans sa descendance la goutte, le rhumatisme, l'asthme, la migraine, le diabète, la gravelle, les calculs biliaires, l'obésité et la scrofule.

On a donné beaucoup de théories pour expliquer le diabète, mais on peut se convaincre qu'il ne *vient pas* de ce que l'on absorbe plus de sucre, mais de ce que l'on *détruit moins de sucre*. On détruit moins de sucre parce qu'on en brûle moins, et on en brûle moins parce que le sang *livre moins d'oxygène* quoique la respiration chez un diabétique *fasse entrer* autant d'oxygène que chez tout autre individu (Pettenkoker et Voït). Le diabète est une maladie du globule rouge.

La graisse se détruit par oxydation, et les conditions qui s'opposent à l'oxydation peuvent être une cause d'obésité, peut-être *celle-là même* qui occasionne le diabète.

Il serait intéressant à essayer pour l'obèse s'il y a moindre *consommation* d'oxygène et moindre élimination d'acide carbonique, comme cela a été fait pour les diabétiques. »

« F. Seegen, Der diabetes mellitus auf Grundlage zahlreicher Beobachtungen dargestellt. Leipzig, 1870, in-8. » Sur 140 cas de diabète observés par F. Seegen, il y en a 32 où l'obésité a précédé la glycosurie ; en général l'obésité avait persisté depuis longtemps chez des sujets où le diabète se développa entre quarante et cinquante ans. La maladie, en général, était lente à faire invasion et de forme bénigne (formation du sucre aux dépens des matières amylacées) ; en pareil cas le pronostic est favorable si les malades se soumettent à un régime approprié.

« Mais il y a une seconde catégorie de cas où le décours de la maladie est tout différent, c'est ce qui arrive quand l'obésité a débuté dans l'adolescence pour se développer ensuite très-rapidement et atteindre dans peu de temps des proportions inusitées, et ce n'est que peu après le début de l'obésité que se présentent les premiers symptômes du diabète, qui dès l'origine est grave. Dans un grand nombre de ces derniers cas il existe soit une prédisposition héréditaire au diabète, soit une lésion cérébrale. Quant aux relations qui existent entre le diabète et l'obésité, Seegen admet que dans la première catégorie de cas l'obésité détermine simplement une prédisposition au diabète ; en effet, comme c'est le glycogène du foie qui se transforme en graisse, ce glycogène doit exister abondamment en cas d'obésité ; l'accumulation de la graisse comprime le foie et fait passer le glycogène dans le sang où il se transforme en sucre. Dans la deuxième catégorie de cas il semblerait que la formation de la graisse précède directement celle du sucre et constitue le début du trouble de la nutrition qui doit engendrer le diabète. La production subite de l'obésité chez des sujets jeunes et dans le cas où les causes qui plus tard doivent amener le diabète existent déjà, semble justifier cette manière de voir. »

(Oester Zeitschr. für prakt. Heilk. Bd. XIV, n° 1868.)

« D'après Popper, la circonstance qu'un grand nombre de diabétiques souffraient auparavant d'obésité arrivée à un haut degré, ne doit pas être considérée comme accidentelle. Il est certain que l'usage des hydrocarbures et des matières grasses joue un grand rôle dans l'étiologie de l'obésité.

Chez les personnes obèses il arrive souvent que les fonctions du pancréas, relatives à la décomposition des matières grasses, se trouvent exagérées, et il n'est pas étonnant que la suractivité de cette glande n'entraîne des altérations morbides de celle-ci, et par suite le diabète.

Le pancréas décompose les graisses dont les acides se rendent au foie, et l'acide oléique entre autres, en s'unissant à un composé dérivé du glycogène, engendre de l'acide cholique.

Dès lors le glycogène reste en excès dans le foie, se transforme en sucre, d'où le diabète.

Ajoutons que chez les personnes obèses les oxydations sont moins actives et par suite une moindre quantité de sucre est brûlée dans le sang et d'autant plus de sucre apparaît dans l'urine. »

« Zimmer (K.) a observé 62 diabétiques, dont 18 obèses; dans la plupart des cas le diabète ne pouvait être attribué à une autre cause qu'à l'obésité.

Plusieurs des individus ainsi atteints s'étaient livrés auparavant à la bonne chère. (*Der diabetes mellitus, sein Wesen und seine Behandlund*, I Heft. Leipzig, 1871.) »

Dans son étude sur la grossesse adipeuse (M. T. Glais, thèse de Paris, 1875), M. Glais définit, d'après M. le professeur Depaul, la grossesse adipeuse « une accumulation subite et rapide de graisse dans la paroi abdominale et dans les seins, alors que le plus souvent les autres parties du corps ne participent point à ce développement graisseux, et donnant lieu à certains phénomènes de la grossesse, » p. 1.

M. Glais donne douze observations très-intéressantes, dans lesquelles des femmes à la suite de développement graisseux croyaient être enceintes.

Voici les titres de ces douze observations.

OBSERVATION Ire. — D'une femme qui *croyait véritablement être en travail d'enfant,* laquelle n'était pas seulement grosse. (Mauriceau, t. II. — Obs. 275.)

Obs. II. — D'une femme âgée de quarante-cinq ans, qui avait un soupçon de grossesse mal fondé. (Mauriceau, t. II. — Obs. 369.)

Obs. III. — De deux femmes qui avaient un soupçon de grossesse mal fondé. (Mauriceau. t. II. — Obs. 566.)

Obs. IV. — D'une femme qui avait un soupçon de grossesse mal fondé. (Mauriceau, t. II. — Obs. 579.)

Obs. V. — (De La Motte, t. I, p. 121. — Obs. 29.) D'une grosse gaillarde qui avait perdu ses *ordinaires* sans aucune cause manifeste, dont les mamelles avaient grossi extraordinairement depuis quelques mois, et dont le ventre était gras, grand et était aussi proéminent que celui d'une femme grosse de six mois.

Je la questionnai sur son état ; elle me dit fort naturellement qu'elle était gaie et enjouée, mais qu'elle était d'une bonne conduite, que si elle avait à être débauchée, étant sa maîtresse, elle en ferait sa volonté, qu'au reste elle voulait bien que je fisse ce que je trouverais à propos de faire pour la rétablir dans l'esprit de ceux à qui son indisposition la rendait suspecte.

Je la fis donc coucher sur le dos, les genoux élevés et les talons auprès des fesses. Je trouvai un ventre grand, bien mollet et bien gras, sans tension ni dureté. Je la fis lever ensuite et je pratiquai le toucher vaginal, en la faisant accroupir ou asseoir. Je trouvai la matrice dans son état naturel, ce qui me fit certifier qu'elle n'était pas grosse.

Elle continua de grossir, mais sans incommodité. Le dangereux soupçon se passa par une présence continuelle de sa part, ce qui me fit louer par ceux qui s'étaient moqués de moi et de mon peu de connaissance.

Obs. VI. — Aménorrhée (M. Guibout, *Gaz. hebd.*,

p. 619, 1859). Une jeune fille de dix-huit ans, élevée dans un excellent pensionnat, ordinairement assez bien réglée, après un séjour de quelques semaines dans sa famille, voit ses règles se supprimer, l'appétit devient capricieux, irrégulier, et presque tous les matins surviennent sans efforts des vomissements muqueux. La malade, en outre, est prise d'une petite toux sèche, par quinte. Cet état durait environ depuis deux mois lorsque la jeune fille s'étonne de l'augmentation qu'avait subie son embonpoint.

L'abdomen et les seins surtout prenaient un développement considérable.

Au dire de son entourage le caractère de la jeune fille éprouva lui-même des perturbations, il devint inégal, susceptible.

Après différents traitements je commençais à avoir de graves soupçons, dont j'allais faire part à la famille, lorsque, sous l'influence de l'hydrothérapie, tous les accidents disparurent.

Obs. VII. — Aménorrhée avec engraissement. (M. Guéniot, thése de M. Villebrun, 1865.)

Obs. VIII. — Aménorrhée avec engraissement.

Obs. IX. — Diathèse adipeuse. (M. Joulin, t. I, p. 442.)

Obs. X. — Recueillie dans le service de M. Depaul (thèse Glais, p. 14).

Obs. XI. — *Idem.*

Obs. XII. — *Idem*, thèse Glais, p. 15.

Page 19. — L'augmentation du volume du ventre est un fait qui frappe beaucoup les femmes et qui, jointe à la suppression des règles et aux modifications des seins, leur fait croire qu'elles sont véritablement enceintes.

Le développement du ventre dans la fausse grossesse

est dû à un dépôt considérable de graisse dans le tissu cellulaire sous-cutané abdominal. Ce qui le prouve, c'est que si on pince la peau de l'abdomen, on y fait un pli large comme trois, quatre, cinq travers de doigt, et quelquefois davantage. C'est un signe important et qui met sur la voie du diagnostic ; un autre signe important, se tire de l'enfoncement considérable de la cicatrice ombilicale. Nous dirons même que c'est un signe pathognomonique ; car c'est précisément le contraire qui a lieu dans la vraie grossesse et dans toutes les tumeurs ou épanchements de liquide qui distendent le ventre ; la cicatrice ombilicale, dans tous ces cas, tend à se mettre de niveau avec la paroi abdominale.

P. 21. — C'est surtout le tissu adipeux dans les téguments de l'abdomen, un peu celui de l'épiploon qui forment le volume du ventre.

P. 24. — Le toucher vaginal n'est pas toujours facile. Dans les cas particuliers où l'on rencontre une grande difficulté pour arriver au col, on peut admettre que chez quelques femmes il se fait un amas de graisse au périnée, analogue à celui qui se fait dans l'abdomen et les mamelles, tandis que, chez d'autres, le périnée ne participe point à l'engraissement du ventre et des seins. Les causes qui favorisent la grossesse adipeuse sont assez obscures. L'âge semble jouer un certain rôle ; le plus grand nombre des femmes, dans les observations citées, a dépassé trente ou quarante ans.

La constitution molle et délicate, de même que l'union conjugale, ne sont pas sans influence ; car il n'est pas bien rare de voir des femmes qui, étant filles, étaient maigres et délicates, prendre au bout de quelque temps de mariage un embonpoint considérable.

Il arrive aussi que des femmes qui, jusqu'à l'âge de trente et quelques années, ont toujours été maigres, font subitement du tissu adipeux dans les téguments du ventre, dans les seins et quelquefois par tout le corps. Comment expliquer l'embonpoint de ces femmes? Font-elles comme celle dont parle Mauriceau dans sa 627ᵉ observation, qui, pour ne point souffrir les incommodités de la grossesse et les douleurs de l'accouchement, est volontairement stérile, s'abstenant pour ce sujet de coucher avec son mari, durant lequel temps (plusieurs années) elle était devenue fort grosse? Nous l'ignorons.

P. 27. — Il est assez commun, dit M. Depaul, que je sois consulté par des femmes qui se croient enceintes, parce qu'elles ont vu leur ventre se développer, leurs seins grossir, leurs règles se supprimer. Après examen, je trouve qu'elles ne sont pas enceintes, mais qu'elles étaient affligées d'obésité du ventre. (Leçons cliniques.)

Le diagnostic de la grossesse adipeuse est, en général, assez facile, cependant de grandes difficultés pourraient se présenter dans les deux ou trois premiers mois; mais plus les symptômes datent de loin, plus il est facile de ne pas confondre cette fausse grossesse avec les différentes affections qui ont quelque analogie avec elle; c'est-à-dire, la grossesse ordinaire, la grossesse extra-utérine, la grossesse gazeuse, la rétention des règles, les kystes de l'ovaire et l'ascite.

En résumé, le diagnostic de cette fameuse grossesse est facile, mais il ne faut pas s'en rapporter aux signes éprouvés par la femme, mais à ceux fournis par le palper, la percussion et le toucher vaginal. C'est pour avoir accordé trop de valeur aux premiers et point ou pas assez aux derniers, que la plupart des médecins ou sages-femmes ont pris la grossesse adipeuse pour une grossesse ordinaire. »

« *Hernies graisseuses, ombilicale, inguinale et crurale.* —

Symptômes d'étranglement de la hernie ombilicale, débrî-dement; péritonite, mort.

Observation prise par M. Carville, interne des hôpi-taux, à la Salpêtrière; pièces présentées par lui à la Société anatomique, le 23 février 1866. Cette observation a été publiée en partie dans la thèse de M. Duplay, 1866, p. 66.

1° Hernie ombilicale graisseuse formée par le ligament suspenseur du foie et la veine ombilicale.

2° Hernie inguinale graisseuse extra-péritonéale.

3° Hernie crurale épiploïque.

La nommée Marion (Marie-Claudine), veuve Lépy, âgée de 73 ans, entre le 15 février 1866 à l'infirmerie de la Salpêtrière.

Cette femme, d'un embonpoint ordinaire, porte deux hernies ; l'une, ombilicale, s'est formée, il y a quarante et un ans, à la suite d'une grossesse; l'autre, crurale, est survenue, il y a neuf ans, pendant un effort.

« Faiblesse physique et intellectuelle ; pas d'autres renseignements. »

« Mort à 3 heures du matin, 16 février, autopsie trente heures après la mort. Le grand épiploon est étalé au devant de l'intestin, il est attiré en bas, à droite et s'engage dans le canal crural en entraînant avec lui la petite courbure de l'estomac qui arrive ainsi à 12 centimètres environ de ce canal, c'est lui qui forme l'hernie crurale. »

« Un appendice graisseux du volume d'un marron est adhérent à la face postérieure de l'anneau (ombilical). Cet appendice est une dépendance du bord inférieur du liga-ment suspenseur du foie. »

« En avant du *fascia ombilicalis* on trouve le cordon de la veine ombilicale entouré d'une assez grande quantité de graisse. Ce cordon contourne inférieurement la droite de l'anneau et arrive rejoindre l'ouraque ; en ce point il adhère par un tissu très-serré. Comme on le voit la veine ne vient donc pas à la partie supérieure de l'anneau, mais le contourne ainsi que la hernie pour se réunir inférieurement au cordon fibreux. Si nous suivons la veine en haut nous la voyons s'incurver dans la boule graisseuse pour remonter ensuite vers le foie : elle est donc *comprise dans le pédicule de la hernie.*

Canal inguinal droit. — Il sort, par l'orifice externe, un amas graisseux de 3 centimètres de long, du volume et de la forme d'une grosse olive ; on sent confusément, dans le canal inguinal, un cordon faisant suite à cette espèce de boule.

L'aponévrose du grand oblique incisée laisse à nu le canal inguinal qui renferme un cordon graisseux de 5 à 6 millimètres de diamètre ; il repose sur la face supérieure de l'arcade de Fallope.

Ensuite le cordon graisseux s'élargit et se trouve bientôt situé immédiatement au-dessous de l'arcade de Fallope, son bord supérieur en rapport avec le bord inférieur des muscles petit oblique et transverse. Le pédicule de cette hernie graisseuse a donc 5 centimètres, puis il se termine en dedans par une olive et s'élargit en dehors, où il est situé au-dessous de l'arcade et en avant du *fascia transversalis.* »

« *Canal crural droit.* — Nous trouvons en ce point une hernie crurale du volume d'une pomme d'api, recouverte par une couche épaisse de tissu graisseux adhérent à la face externe du sac par quelque tractus fibreux. Le collet du sac est formé, en haut, par la face inférieure de l'arcade de Fallope, en dedans par les restes du ligament de Gimbernat, en bas par les lames fibreuses qui recouvrent la branche horizontale du pubis et sous laquelle s'insère

le muscle pectiné; en dehors par des faisceaux peu développés qui se portent de l'arcade au ligament fibreux du
pubis en passant en dedans des vaisseaux fémoraux.

« La tumeur est en avant du pectiné et en avant et en
dedans des vaisseaux fémoraux. Examiné par la face interne nous voyons que le péritoine se décolle très-bien du
pourtour de l'anneau fibreux externe, et pénètre ensuite
dans le sac. Le *fascia transversalis* s'insère en dedans sur
les ligaments horizontaux du pubis, au niveau de l'orifice
crural; je n'ai pu le suivre.

« Le sac présente des parois minces, résistantes, régulières. Séreuses en dedans, recouvertes par une couche
fibreuse. Il est rempli par une masse graisseuse très-gra-
nulée qui adhère largement à son fond et à sa face supérieure; ces adhérences se continuent sur le péritoine en
avant, dans l'étendue de un centimètre et demi.

« Cette boule graisseuse est une dépendance du grand
épiploon, elle adhère à une anse intestinale fixée sur le
péritoine dans le point indiqué plus haut. Cette anse fixe
ne pénètre pas dans le sac. »

Dancel, *loc. cit.*, p. 329. — « La prédominance du
ventre, chez les très-jeunes enfants, est sans contredit une
des causes de la fréquence de la hernie ombilicale que
l'on rencontre chez eux. De même, cette infirmité est
très-commune sur les adultes dont le ventre est très-développé, ainsi que cela a lieu chez les obèses. Qu'elle ait son
siége dans l'anneau lui-même ou dans son voisinage,
l'exomphale est toujours difficile à contenir, et le plus
souvent ne fait qu'augmenter. Les personnes très-grasses
qui en sont affectées, sont déjà oppressées, et si elles
viennent à appliquer un bandage sur la hernie, la compression que ce dernier exerce provoque un surcroît de
gêne dans la respiration, ce qui est intolérable pour quelques malades. »

« Kisch, E. H., *Die Fettleibigheit der Frauen in ihren. Zusammenhange mit der Krankheiten der Sexualorgane.* Prag, 1873. Comme médecin des bains de Marienbad, le docteur Kisch a eu occasion d'observer une foule de cas d'obésité chez les femmes ; il a trouvé en général une relation de cause à effet entre l'obésité et certaines maladies des organes sexuels, relations trop négligées par les médecins, au détriment des malades.

Les nombreux matériaux qu'il a recueillis sur ce sujet lui permettent d'affirmer qu'une foule de maladies sexuelles de la femme ne cèdent qu'après la disparition de l'obésité, et que réciproquement la formation excessive de graisse ne cesse très-souvent qu'après la guérison ou l'amélioration des maladies sexuelles.

L'obésité consiste en une infiltration excessive des cellules graisseuses sous l'influence des conditions physiologiques ou pathologiques ; cette graisse est liquide et envahit le tissu cellulaire aréolaire, surtout les tissus sous-cutanés, sous-séreux et interstitiels des muscles ; plus rarement, les tissus sous-aponévrotiques, sous-synoviaux et sous-muqueux.

Tant que chez les femmes la masse de graisse ne dépasse pas le seizième du poids du corps, on n'a pas affaire à une obésité morbide ; mais dès que cette limite est dépassée, on remarque un trouble fonctionnel de tout l'organisme.

L'hypertrophie adipeuse est générale ou partielle. L'hypertrophie partielle s'observe surtout du côté des seins, où elle prend quelquefois une extension étonnante ; du côté du siége (stéatopyga), principalement chez les femmes Boschiemans et les Hottentotes : du côté des hanches, du pubis et de la vulve (tablier des Hottentotes).

Dans l'étiologie, outre les maladies sexuelles, on a à considérer le genre de nourriture, beaucoup de femmes ayant de la prédilection pour des aliments gras, féculents ou sucrés, et pour des vins sucrés, etc,, leur peu de tendance pour l'exercice, leur vie sédentaire, certaines phases et certaines circonstances de leur vie sexuelle, les couches, l'âge climatérique et enfin la ménopause et la cessation des fonctions sexuelles. Bien plus importantes que toutes ces causes adjuvantes, est la relation qui lie l'obésité excessive à certaines maladies sexuelles.

Le Dr Kisch a observé 215 cas où il put établir cette relation. C'étaient surtout des anomalies de la menstruation, et avant tout la menstruation trop peu abondante et l'aménorrhée, plus rarement la ménorrhagie, puis la leucorrhée, la métrite chronique, les flexions et les déplacements de l'utérus, l'hystérie et la stérilité.

Sur les 215 cas, il nota 208 fois des anomalies de la menstruation, qui étaient ou cause ou effet d'une obésité excessive.

Il explique la menstruation rare et l'aménorrhée par l'anémie qui accompagne certainement l'obésité, à un degré plus ou moins marqué; quant à la ménorrhagie, la métrite chronique et parfois même le catarrhe utérin, il les attribue à des stases sanguines et à un ralentissement de la circulation du sang dans le territoire de la veine cave inférieure, dues à la compression des capillaires et des veinules par les masses de graisse.

Par suite de la distension de l'abdomen et l'accumulation de la graisse, il se peut que les ligaments de l'utérus se relâchent et qu'ainsi cet organe se déplace, ou du moins que les déplacements soient augmentés.

L'obésité exerce une influence des plus pernicieuses sur la fécondation, car dans une foule de cas on ne peut trouver d'autre cause pour expliquer la stérilité, en l'absence de toute lésion de l'utérus.

Les convulsions hystériques qui viennent souvent compliquer l'obésité doivent être dues, comme l'aménorrhée, à la formation excessive de la graisse.

Le Dr Kisch défend l'abus des purgatifs qui, selon lui, ne peuvent que faire empirer l'état des malades; tout en admettant avec Seegen, que les sulfates alcalins constituent le remède le plus efficace contre l'obésité, il est d'avis de ne pas les employer à dose purgative et de toujours les combiner à l'emploi de l'acide carbonique et du fer.

En d'autres termes, il recommande l'usage des eaux de Marienbad, des thermes de Karlsbad, des eaux de Carasp-Schuls. Il prévient contre l'usage des eaux salées et iodurées qui, à la vérité, déterminent l'amaigrissement mais aux dépens de la digestion de la santé. Il faut exclure absolument les bains chauds prolongés ou les bains de vapeurs chez les femmes obèses souffrantes de maladies sexuelles, tandis qu'on peut recommander les bains tièdes, les bains de mer et l'hydrothérapie. »

Dancel, *loc. cit.*, p. 314. « Je crois pouvoir avancer, sans crainte de me tromper, que toutes les femmes trop grasses sont affectées de flueurs blanches, leucorrhée chronique. On sera disposé à le croire, quand on se rappellera que le tempérament lymphatique est toujours inhérent à la constitution où prédomine le système adipeux ; ces'pertes blanches ont pour inconvénient le plus simple, de baigner sans cesse les cuisses de la femme, d'y occasionner des excoriations, de troubler les fonctions digestives, de décomposer les traits du visage. Elles peuvent produire des ulcérations des parties de la génération, des relâchements du vagin, des abaissements de l'utérus, et mettre quelquefois la femme ainsi malade, dans le cas de communiquer des uréthrites à l'homme qui cohabiterait avec elle. Les moyens employés ordinairement pour combattre ces accidents ne sont jamais suivis d'un succès complet, à cause de l'obésité, de la surabondance de graisse qui produit le désordre ; on peut alors croire que toutes les femmes obèses que j'ai fait maigrir ont vu leurs pertes blanches diminuer au fur et à mesure qu'elles perdaient de leur embonpoint, beaucoup en ont été complètement débarrassées. »

Neue Notizen zur Histologie und Genesis der Krebsbilde, Günsburg Zeitschr., Bd. IV, nº 1, 1853.

« Günsburg (F.) ayant découvert dans le foie d'une oie très-grasse un cancer médullaire, se croit autorisé à admettre par ce fait que les conditions qui président à la formation excessive de la graisse sont identiques à celles qui président à la carcinose, et que ces deux états pathologiques peuvent être engendrés par un régime extrêmement riche en albumine. »

(*Handbuch der Pathologie und Therapie*, Bd. I, 2te, aufl. Stuttgard, 1852.)

« Wunderlich (C. A.) prétend que l'obésité détermine une prédisposition spéciale aux tumeurs parasitaires, principalement au cancer ; elle prédispose au scorbut et à l'hydropisie, et très-souvent elle amène le marasme. »

(Bunsen, *Erfahrungen im Gebiete, de Gerburtshülfe Fettsuch Neue Zeitsch. f. Geburtsk.* Bd. VII, St. 1, 1841.)

« Une femme qui dans sa première grossesse présentait déjà une tendance à l'obésité, laquelle se développa de plus en plus dans quatre grossesses subséquentes, mit au monde chaque fois un enfant à terme obèse, mais trois d'entre eux étaient mort-nés et putréfiés et deux périrent peu après leur naissance. Dans sa sixième grossesse le docteur Bunsen lui fit prendre de l'extrait aqueux d'aloès, à une dose suffisante pour produire journellement deux ou trois selles liquides. On vit disparaître ainsi l'obésité, et la femme mit au monde une fille saine et délicate qui vécut. »

(Rôser, *Die Fettsucht in Bezug ihres Einflusses auf den todtlichen Verlauf bei Typhus und andern fieberhaften Krankheiten, memorabilien*, Bd. V, n° 3, 1830.)

« L'auteur attire l'attention sur les dangers que présente l'obésité dans la plupart des maladies fébriles, et principalement dans le typhus. Chez les personnes obèses, le pouls est de prime abord plus accéléré, et surtout fréquent et petit en cas de cœur gras. Les malades se plaignent surtout au début de la fièvre d'une pression derrière le sternum dans la région précordiale. L'augmentation et la fréquence du pouls, sans exagération concomitante des autres symptômes, constitue un phénomène caractéristique en cas d'accumulation de graisse dans la poitrine et de dégénérescence graisseuse du cœur. Il est évident qu'une faiblesse extrême est la conséquence d'un pareil état, faiblesse nullement en rapport avec les autres symptômes fébriles. Enfin les extrémités se refroidissent; les mains et les pieds, puis les coudes et les genoux sont envahis par le froid, en pleine fièvre, à un moment où il n'y a point encore de danger dans les autres cas, et sans qu'il soit possible de constater une lésion d'un des organes indispensables à la vie. On sait, du reste, qu'ordinairement dans le typhus les extrémités restent chaudes jusqu'à la mort. Ce n'est plus le cas quand il atteint des personnes obèses. L'auteur cite deux observations à l'appui de ces remarques. »

Chambers, *loc. cit.*, p. 55.

« L'acquisition de la graisse a un important effet pratique de la santé.

Une certaine puissance de résistance aux influences physiques externes semble fortement dépendre du maintien d'une proportion convenable de cette substance dans le corps.

Les pugilistes ont depuis longtemps trouvé que, pour entreprendre sans danger le sévère traitement que comporte l'exercice de leur état, ils doivent se maintenir dans un certain minimum de poids.

Ce poids varie, suivant la constitution individuelle.

Un pugiliste peut se ranger dans la catégorie de poids lourds (heavy weights) un autre dans celle des poids légers (light weights), sans que cette appréciation dénote son poids actuel, mais elle indique la proportion de son poids à sa taille, c'est-à-dire s'il doit être léger ou lourd pour un homme de sa dimension et pour pouvoir se battre sans danger.

Le nombre de livres étant déterminé, s'il s'est trop entraîné il devra engraisser jusqu'à la mesure ; car il connaît par expérience que, quoique la graisse doive un peu gêner l'activité de ses muscles, sans elle les coups qu'il reçoit seraient suivis des plus dures conséquences. .

Maintenant il est clair, que l'augmentation de poids ainsi obtenu n'est pas du muscle, car l'entraînement préparatoire a amené ce tissu à son plus complet développement; et qu'il est trop permanent pour être de l'eau ; aussi je pense que la conclusion que j'ai indiquée est la vraie et que c'est alors la graisse qui donne le pouvoir de résistance.

D'un autre côté, l'excès à cet égard est aussi nuisible que le défaut. Vraiment, en parlant d'une façon pratique, il est plus nuisible, car les dangers auxquels il expose l'individu sont plus généralement produits par le cours ordinaire de notre vie, plutôt que par des dangers provenant de ce défaut.

Par suite d'un développement exagéré du tissu adipeux le système capillaire est augmenté d'une façon considérable en amas agrégé, tandis qu'il n'y a pas d'augmentation correspondante dans les forces qui doivent fournir aux moyens d'action de ces capillaires. Par suite, il y a une faiblesse relative dans la force vitale de conservation, et une atteinte à quelque partie du corps, surtout dans ces parties qui, physiologiquement parlant, sont les plus éloignées de la source de la vie et moins facilement réparées.

Aussi, chez les obèses, les érysipèles, les inflammations profondes et la gangrène surviennent dans de légers accidents et les opérations sont plus dangereuses dans leurs conséquences.

Dans la pratique, cependant, un semblable résultat se montre dans le cas d'excès et de défaut; mais avec cette différence que si dans le premier cas de mauvais effets se produisent à la suite d'accidents légers et ordinaires, on ne peut éprouver la malignité du second que lorsque l'organisme est soumis à une épreuve sévère.

Nous sommes tous exposés à tomber et à nous casser la jambe, ce qui, si nous sommes obèses, sera un bien plus sérieux accident que chez les autres, mais peu d'entre nous désirent se préparer à supporter la peine (punishment) d'un pugiliste qui certainement nécessite une ample provision de graisse. »

Chambers, *loc. cit.*, p. 58. « Une certaine proportion de graisse étant requise pour l'usage ordinaire du corps humain, et un excès de celle-ci, comme de tout autre élément constitutif de l'organisme, étant considérée comme une maladie, il devient du plus grand intérêt d'avoir confiance dans les moyens que nous possédons, pour porter un jugement sur cet excès ou le défaut contraire.

La balance est la méthode le plus communément employée. Mais beaucoup de personnes sont disposées à considérer les informations qu'elle apporte, plutôt comme une indication de l'état général de tous les tissus, que comme ce que je crois qu'elle indique plus spécialement, la diminution ou l'augmentation du tissu adipeux.

On prétend que parmi la variété de substances dont le corps est composé, les altérations dans le poids peuvent être considérées comme l'indice d'un état anormal aussi bien dans les unes que dans les autres : dans les os ou les muscles, pour prendre les plus considérables en quantité, aussi bien que dans la graisse.

C'est pourquoi je ne considérerai pas que j'emploie le temps inutilement si j'appelle un instant l'attention sur quelques raisons qui démontrent que des modifications dans la graisse sont celles qui sont spécialement indiquées par des changements dans le poids.

Tant que l'animal est dans un état d'accroissement, et jusqu'à ce qu'il arrive à son complet développement, les muscles, les os, et en fait toutes les parties qui constituent la masse du corps, doivent être disposées à recevoir des additions quotidiennes à leur substance. Elles doivent constamment s'approprier quelque chose de plus que ce qu'elles perdent par l'absorption interstitielle.

Mais lorsque la période de plein développement est atteinte, il y a très-peu d'augmentation au delà dans les organes essentiels du mouvement, certainement il n'y a pas augmentation suffisante pour altérer matériellement le poids reconnu de l'animal.

Que l'on ne se méprenne pas ; l'usage continu et exclusif d'un seul muscle, ou d'un ensemble de muscles, peut, il est vrai, augmenter d'une façon appréciable leur volume ; en parlant par comparaison, le deltoïde du forgeron et le gastrocnémien du coureur sont plus vastes à l'œil et pèsent, sans doute, plus lourdement que l'organe correspondant de l'un de nous ; mais encore cette augmentation de poids peut être faiblement mise en comparaison avec le poids de tout le corps.

Ainsi, de même un squelette peut être beaucoup plus massif qu'un autre, comme une visite dans un musée anatomique peut le démontrer, mais encore cette masse comparative fera très-peu de changement dans le poids total de la créature. Donc, en fait, l'ensemble de la charpente osseuse n'est qu'une petite partie du corps et il pourrait être doublé en importance sans que la balance montrât qu'un homme ait atteint un degré particulier en dehors de l'état naturel.

Un squelette humain ordinaire dépasse rarement un « stone » (14 livres anglaises) et il importe peu que le poids d'un homme s'écarte d'un « stone » de la moyenne.

Un exemple que je citerai, d'hypertrophie à un degré remarquable des os et des muscles, démontrera combien peu ces organes modifient le poids.

Les mesures ci-dessous ont été prises sur un Français, jardinier-fleuriste :

Circonférence du cou.... .... 18 pouces (inches).
    —   de la poitrine............... 44 — 1[2.
    —   de l'avant-bras............ 13 —
    —   du poignet................ 8 — 1[2.
    —   de la paume de la main...... 11 — 1[4.
    —   du mollet................ 17 —

Si vous faites la comparaison avec les parties correspondantes de votre propre personne vous jugerez facilement quelle figure étrangement disgracieuse il devait présenter. (Les goûts et les dispositions de cet homme offrent un singulier contraste avec l'apparente destination de son corps.)

Pourtant il ne pèse, vêtements compris, que seize « stones ».

« Vous n'aurez jamais pu trouver par la balance que ses os et ses muscles étaient d'une aussi énorme dimension. Cela provient de ce qu'il avait très-peu de graisse sur son corps. Placez à côté du poids de cet homme celui de quelque individu à petits os et à petits muscles, mais obèse, et la faible augmentation de poids produite par une structure plus solide sera très-frappante en la comparant à celle qui provient de la matière adipeuse.

Il y a un homme, n° 31, dans la table des personnes obèses, à petites mains, pas musculeux, frêle dans sa jeunesse,
qui pèse maintenant vingt « stones » ; sa taille est de cinq
pieds et dix pouces et demi et le poids moyen des hommes de sa taille est d'environ douze « stones ».

Il est donc probable qu'il porte en lui huit « stones » de
graisse. Mais ces dix-sept « stones » ne faisaient pas de
lui une personne de beaucoup aussi remarquable [à voir,
aussi différente de l'espèce humaine ordinaire que ces
deux ou trois « stones » d'os et de muscles que possédait
Cordonnier, le jardinier de Lille, dont nous avons parlé
plus haut.»

« Je suis disposé, par suite, à penser que nous ne pouvons pas avoir de meilleure preuve de l'accroissement de
la graisse que l'indication apportée par la balance. Dans
toutes les occasions pratiques nous pouvons admettre
que les os et les muscles forment un certain poids propor-
tionnel à la taille de l'individu et que l'excès est de la matière adipeuse.

Nous devons cependant excepter les cas extraordinaires
comme celui du jardinier français, et nous devons aussi
excepter quelques cas dans lesquels une quantité de poids
proportionnée à la fatigue du corps se trouve quelquefois
perdue par suite de circonstances inusitées. Comme, par
exemple, dans un cas qui m'a été rapporté en détail par
M. Butler, dans lequel un gentleman a perdu dix livres
(anglaises) en vingt minutes, en courant un steeple-chasse.

La perte est ici probablement de l'eau, puisqu'un simple repos restaure en grande partie le poids perdu.

Il ne faut pas oublier non plus, que les jeunes animaux
se trouvent dans une position très-différente des adultes
quant aux causes d'augmentation de poids ; chez les premiers une grande partie est *probablement* due à la croissance des muscles et des os, tandis que chez les derniers

elle est *presque certainement* due à la graisse et peut être prise comme un témoignage de situation améliorée. »

Id., p. 63. « Si on admet ces exceptions, je crois que mon opinion sur la valeur de la balance comme témoignage de la graisse, est très-justifiée. De quelle partie du corps est-il plus important pour le médecin de connaître la condition ? Si elle (la graisse) diminue graduellement chez une personne déjà trop maigre, il peut être sûr qu'il y a en jeu quelque cause cachée dont le travail détruira finalement la santé et la vie, si elle n'est pas enrayée.

« L'oreille, quelque fine et instruite qu'elle soit, peut souvent faillir pour trouver une maladie des poumons dont l'existence sera révélée seulement par la consomption graduelle de la graisse.

« Ou bien, lorsque la douleur est éloignée et la toux disparue, nous pouvons nous flatter nous-mêmes que notre prudent pronostic était mal fondé et qu'une guérison réelle est effectuée, jusqu'à ce qu'un manque de graisse, rendu appréciable par la différence du poids, se montre persistant et par ses progrès justifie les plus tristes craintes.

La graisse ou, ce que je considère ici comme synonyme, le poids, peut servir d'indicateur des bénéfices que nos remèdes procurent, il peut nous dire lorsqu'ils font du bien et nous donner l'avis de nous abstenir lorsque le malade a eu tout le bénéfice dont il pouvait profiter. Ainsi, tant qu'elle prend des toniques avec avantage, une personne maigre augmentera constamment de poids ; mais il arrive un moment où le système a été suffisamment stimulé et alors chaque dose de remède qu'elle prend est de plus en plus nuisible. Sans doute le malade et le médecin trouveront que cela ne fait pas leur compte, par suite des mauvais symptômes qui se présenteront ; mais ils auraient vu cela beaucoup plutôt par la balance. »

Chambers, *loc. cit.*, p. 66. « La quantité de graisse requise pour la pleine et parfaite résistance du corps est différente suivant les divers individus et variera suivant leur genre de vie.

« Ainsi un homme de lettres en aura moins besoin qu'un soldat, un soldat qu'un pugiliste. Il est impossible, par suite, de fixer un étalon absolu de poids, et il n'est pas exact de considérer le poids moyen des individus en bonne santé par rapport à leur taille, comme nécessairement le plus convenable pour chaque personne.

« Il y a cependant certaines limites de chaque côté de la moyenne, et lorsque ces limites sont dépassées c'est un signe de prédisposition à la maladie, ou cela même constitue une infirmité. Si un sujet est au-dessous de la limite de la maigreur saine, il y a une forte présomption en faveur de l'existence de quelque cause qui peut expliquer son émaciation, et qui tendra à abréger la vie; et si cette cause existe il est, par suite de l'insuffisance de la graisse, moins capable de résister à son influence.

« S'il est au-dessus de l'étalon de la corpulence saine, la protection naturelle se transforme en fardeau; il perd le pouvoir de résistance qui dérivait de la proportion normale conservée entre les divers tissus; en fait, l'équilibre du système est détruit.

« Pouvons-nous trouver cela étonnant lorsque nous réfléchissons sur le vaste amas de vaisseaux capillaires distribué au milieu du tissu adipeux et que nous pensons que ceux-ci sont. doublés ou triplés en quantité dans l'obésité?

Pouvons-nous être surpris que l'individu devienne ainsi plus sujet à certaines maladies qui résultent de cet équilibre défectueux : qu'il soit prédisposé aux maladies du cœur, aux congestions, aux apoplexies? »

Wadd, *Com. on corp.*, p. 65. « Dans beaucoup de cas de morts subites, attribuées comme cause à l'apoplexie, je suis parfaitement convaincu que les symptômes d'origine seraient trouvés, après informations, se rapportant au cœur et à la circulation et que la tête a été souvent examinée pour des causes qui eussent été trouvées dans la région de l'hypogastre.

Une palpitation subite, produite dans le cœur d'un homme gras a été souvent aussi funeste qu'une balle dans la poitrine.

« Il y a de nombreux cas de maladies mortelles coïncidant avec une accumulation de graisse dans le cœur, particulièrement dans l'angine de poitrine.

« Dans les cas du Dr Blackall sur l'angine de poitrine nous trouvons, obs. 3, « le cœur volumineux et gras; » obs. 4, « une grande quantité de graisse dans le médiastin antérieur. » La même chose se trouve dans les cas du Dr Wall et du Dr Fothergill (*Medical observations and inquiries*). Il en est de même aussi dans l'observation de M. Paytherus. Le Dr Black, dans un cas d'angine de poitrine (in vol. VII, of *Medico-chirurgical transactions*), s'exprime ainsi : « le premier aspect frappant fut de voir à quel degré la membrane cellulaire était chargée de graisse; » de même dans le cas de M. Mac Cormick; ibid. dans les notes du docteur, p. 82, ch. *De l'obésité.* »

Chambers, *loc. cit.*, p. 118. « J'ai réuni 69 cas dont les rapports nécropsiques sont absolument authentiques, 67 ayant été examinés à St-George's hospital et 2 par le Dr Shearman, un gentleman dont le soin et l'érudition sont bien connus.

CAUSES DE LA MORT CHEZ 69 PERSONNES OBÈSES.

Cas médicaux.

Hydropisie	13
Coma apoplectique	11
Pneumonie	5

Pleurésie (aiguë, 2; chronique, 1).   3

Syncope (atrophie graisseuse du cœur).   1

Anévrysme, 1; maladie maligne, 1; fièvre, 1; rupture de l'estomac, 1; polypes utérins, 1.   5

Érysipèle de la face.   1

Cas chirurgicaux.

Péritonite après hernie.   8

Érysipèle à la suite d'ulcères et de blessures légères.   3

Gangrène sénile.   2

Inflammation cellulaire diffuse.   2

Abcès secondaires.   3

Néphrite après lithotripsie. . . . , ...   1

Prostate malade.   1

Accidents. 10
                                                   ———
                                                    69

Id., p. 119. « Le cœur a été examiné chez 57 de ces sujets.

« Chez 7 il a été sain; c'est-à-dire chez 4 morts d'accidents, 1 de rupture d'estomac, 1 de hernie et 1 de néphritite.

« Dans le dernier cas la principale collection locale de graisse se trouvait autour des reins où on trouvait la masse ordinaire grandement augmentée.

« Dans 50 sur ces 57 cas on trouva le cœur malade.

« Sur les 50 cœurs malades :

5 étaient hypertrophiés et pas dilatés;

8 hypertrophiés et dilatés;

26 dilatés seulement;

11 atrophiés.

« Sur 16 d'entre eux il y avait une quantité dépassant

la normale de graisse vésiculaire au niveau du cœur ;
ainsi :

Dans 13, de ceux qui étaient dilatés ;

Dans 2, de ceux qui étaient atrophiés ;

Dans 1, de ceux hypertrophiés et dilatés.

« 14 fois on trouva aussi les reins affectés de dégénération chronique, et toutes les fois que l'opportunité se présenta de formuler une opinion, cette dégénération parut
être consécutive à la maladie cardiaque. »

Id., p. 120. « Le changement qu'affecte le plus communément le cœur est la dilatation ; elle dépend probablement de la grande augmentation de la quantité des capillaires distribués partout dans le corps et de l'accroissement
consécutif de la masse et de la pression du liquide circu-
lant dans l'organe central. »

Les complications peuvent se montrer dès la vie intra-
utérine ou se produire à un moment quelconque de l'existence et persister jusqu'à la mort.

Le fœtus, développé outre mesure, arrive souvent mort-
né ; par la même raison, la dystocie vient quelquefois
s'ajouter aux douleurs et aux dangers de la parturition.

L'obésité, limitée à certaines parties du corps, a pu
amener quelquefois l'état pathologique connu sous le nom
de grossesse adipeuse. Le diagnostic est alors si difficile,
que la réputation des jeunes filles les plus honnêtes a
risqué d'être fortement compromise. Dans les cas d'obésité
extrême, une épée de Damoclès est constamment suspendue sur la tête des malheureux que menace une mort
subite et prématurée par apoplexie ou syncope.

CHAPITRE V.

INFLUENCE DE L'OBÉSITÉ SUR LES CENTRES NERVEUX,

L'INTELLIGENCE, ETC.

C. *Bull. gén. de thérap.* 1864, t. LXVI, p. 433. « A mesure que le poids du corps augmente, et que la locomotion s'entrave, l'apathie naturelle aux sujets disposés à l'obésité, exerce sur leur genre de vie une domination plus absolue. Leur répulsion invincible pour le mouvement s'accroît des palpitations, des troubles respiratoires auxquels ils sont enclins ; et la difficulté qu'éprouvent les poumons et le cœur dans l'accomplissement de leurs fonctions détermine et entretient un état congestif qui se reconnaît à la turgescence de la face, à la fréquence des vertiges, à la paresse de l'esprit. Son dernier terme est une somnolence presque incessante et une indifférence profonde pour toute perception émanant du dehors. Aussi la vie végétative de l'homme obèse est-elle presque exclusivement consacrée à la satisfaction du sommeil et aux plaisirs de la table.

« A la longue, les désordres s'aggravent, puis la mort survient inopinément. On l'attribue d'ordinaire à une apoplexie, et c'est à tort. Très-généralement elle est due à une *syncope*, et cette syncope a pour cause l'obstacle apporté aux battements cardiaques. »

Dancel, *loc. cit.*, p. 18. « Les obèses, même sans infirmité, ne peuvent que rarement remplir un service qui demande quelque activité. Ils sont déclarés, en France, impropres au service militaire. »

Id., p. 22. « L'obèse, au lit, est obligé de se tenir la tête haute, et, quand il lui arrive de perdre cette position et de rapprocher tout son corps de la ligne horizontale, il est pris de quintes de toux au milieu desquelles il expectore une grande quantité de mucosités, de crachats. Ce sont des matières liquides et fluides dont son corps est pour ainsi dire *bourré,* lesquelles matières obéissant aux lois de la pesanteur et refoulées par les différents organes, les parois du ventre principalement, sont venues transsuder vers les bronches et les embarrasser de manière à occasionner ces quintes de toux et quelquefois des attaques d'asphyxie. Aussi, pour beaucoup d'obèses, les nuits sont-elles un temps d'inquiétudes et de tourments. »

Maccary, *loc. cit.*, p. 9 et seq. « L'observation de Galien (2, Temp. 4°), qui atteste que quelques obèses sont doués de grands talents, tandis que d'autres en sont absolument dénués, fit croire qu'il y avait deux espèces de graisse, l'une *modérée* l'autre immodérée. La première était regardée comme naturelle, l'autre comme morbide. La naturelle existait, disait-on, chez ceux qui étaient gras par leur constitution, et elle n'ôtait rien à leur intelligence. La morbide était propre aux personnes voraces, et leur esprit en était accablé, et par suite très-borné.

Les Lacédémoniens ignorant combien Platon (D. *Basilio de Leg. antiquorum lib. inscripto*) était gras, quoique d'un esprit supérieur à tous les autres Athéniens, non-seulement eurent un grand mépris pour les personnes grasses, trop corpulentes, mais même ils les privèrent de presque toutes les charges de l'Etat, lorsqu'ils étaient sûrs que leur embonpoint dépendait d'une grande voracité ; ils croyaient que ces personnes devaient être privées d'intelligence et de mémoire, et, par leur inertie, incapables de vaquer à leurs affaires. Mais les observations postérieures ayant généralement démontré que des obèses très-voraces étaient cependant doués d'une imagination ardente, m'ont fait penser que l'opinion de Galien était gratuite, et celle des Lacédémoniens plus capricieuse que juste. Parmi les modernes, on trouve au nombre des hommes les plus célèbres de l'Angleterre : Samuel Johnson, Charles James Fox, David Hume, qui tous étaient obèses. »

Id., p. 11. « On lit dans Fallope qu'un homme perdit le sentiment du tact par une graisse trop abondante, à cause de la compression qu'elle exerçait sur les nerfs.

Pline, liv. 2, *Hist. natur.*, cap. XXXVII) nous a appris que les animaux très-gras sont privés du sentiment, et qu'ils peuvent être impunément piqués. »

« J'ai connu un notaire attaqué d'obésité, qui était insensible à l'impression que faisaient les abeilles et les mouches sur son corps ; il avait un air d'imbécillité, qui était augmenté par une demi-ouverture de la bouche ; cependant, il conservait un bon appétit et une excellente mémoire.

« Les Grecs et les Romains avaient le plus grand mépris pour les personnes dont l'embonpoint était excessif ; ils les supposaient privées d'intelligence et de mémoire, et par conséquent peu propres aux affaires. »

« Ce ne sont pas toujours les plus gros mangeurs qui ont à se plaindre d'un excès d'embonpoint ; comme ce n'est pas toujours cet état qui prive l'homme de ses facultés physiques. Pour prouver ce fait, nous pourrions nous servir de l'exemple de Christophe Foscovère, cité par Platerus, dont la corpulence était si excessive, qu'on ne pouvait lui comparer personne, même parmi les Hollandais les plus gras. Ses mamelles surpassaient en volume celles des nourrices qui en sont le mieux pourvues, et malgré cela il était agile, et faisait beaucoup d'exercice à pied. »

« Si parmi les personnes chargées de graisse, il s'en

trouve qui ne perdent ni l'agilité, ni le goût de l'exercice, les exemples ne sont pas moins nombreux en faveur de celles auxquelles cet état n'a pas été un obstacle au développement des facultés intellectuelles, ni à leur aptitude aux affaires et aux lettres ; et, pour ne citer que des étrangers, ne sait-on pas que David Hume, et plusieurs autres Anglais d'un mérite distingué, étaient dans un état d'obésité extrême? Il faut cependant convenir qu'il est de honteuses exceptions, et, pour épargner au lecteur des tableaux peu gracieux et affligeants pour l'humanité, nous ne citerons que Denys, tyran d'Héraclée, que l'obésité avait rendu si paresseux et si stupide, qu'on ne pouvait, suivant Elien et Athénée, le tirer de son état de somnolence habituelle, qu'en le piquant avec une aiguille, ou en couvrant son corps de sangsues. »

Dancel, *loc. cit.*, p. 27. « Le cerveau, comme les poumons, le cœur, etc., peut être gêné dans ses fonctions par une surabondance de graisse dans l'organisme. Et cette gêne peut être portée assez loin pour que l'obèse ne vive plus que d'une vie végétative. Il est indifférent alors à tout ce qui se passe sur la terre, autour de lui comme au loin. Il ne sort de la somnolence dans laquelle il est constamment plongé que pour demander à manger et plus souvent à boire. A un degré moins grand de l'obésité, les personnes chargées cependant d'un trop grand embonpoint, reconnaissent que leur cerveau ne fonctionne plus avec la même force, la même facilité qu'avant d'être grosses. Depuis qu'il a engraissé, l'artiste peintre ne trouve plus sa vive imagination au bout de son pinceau ; le sculpteur taille le marbre avec indifférence; l'homme de lettres se sent lourd, et les pensées ne lui arrivent plus. »

Wadd, *Cursory rem.*, p. 54. « Lord Chesterfield dit que l'obésité et la stupidité sont considérées comme des compagnes si inséparables qu'elles sont employées comme expressions synonymes.

Le grand orateur Burke, dans ses remarques sur la Révolution française, considère l'obésité, la stupidité, l'irréligion et l'avarice comme s'écoulant d'une même source. »

Shakespeare, a fait souvent allusion aux effets de l'obésité sur l'intelligence.

« *I shall think the worse of fat men,* » (j'ai une opinion médiocre des hommes gras). » Merry Wives, II, I. «

« *I am glad the fat knight is not here* (je suis heureux de ne pas voir ici le gras chevalier), *id.*, IV, 2. »

« *Fat paunches have lean pates* (à gras ventre maigre intelligence). Love's Labor lost, I, 1. »

« Antony, let me be surrounded by men that are fat ! this Cassius hath a lean and hungry look : he thinks too much ! (Antonius, laisse-moi entouré d'hommes gras ! ce Cassius a un aspect maigre et affamé ; il pense trop). » Julius Cæsar, I, 2.

CHAPITRE VI

Maccary, *loc. cit.*, p. 66 et seq. « On a prétendu qu'il existe une disposition héréditaire à l'obésité, et plusieurs exemples conduisent à le penser. Edouard Bright était le fils de parents replets et gras.

« La dame morte d'érysipèle, dont il a été parlé, avait un père et un frère obèses.

« Le père et l'oncle de l'enfant que j'ai guéris étaient atteints de la même maladie.

« J'ai connu à Celleneuve, village près de Montpellier, un homme né d'une mère obèse et obèse lui-même.

« J'ai vu encore un jeune homme très-gros, qui habitait ordinairement au Vigan ; son père était obèse. Mercurialis admet une disposition héréditaire à l'obésité, parce qu'il a vu souvent des pères obèses engendrer des fils atteints de la même maladie. Epiphania Ferdinando nous a donné l'histoire d'un jeune prince qui avait un embonpoint considérable, et dont le père, l'oncle et l'aïeul avaient été atteints de la même maladie. Benoît Silvaticus (cent. 4, page 354), parlant de l'obésité du cardinal Aldobrandino, dit que deux de ses frères avaient été attaqués avant lui de cette maladie.

Les *Ephémérides des curieux de la nature* (décade 2, an. 6, observ. de Frédéric Wilhelm Claudes) nous donnent l'exemple d'un enfant qui naquit obèse ; son obésité augmentait sensiblement tous les jours au point que, quelque temps après sa naissance, ses langes ne pouvaient plus l'envelopper. »

« Un homme obèse dont j'ai déjà parlé, comme ayant perdu toute espèce de sentiment, laissa en mourant un fils qui fut atteint d'obésité. A Finale, en Ligurie, une dame d'une grossesse énorme accoucha d'un enfant obèse, elle risqua de succomber au moment de ses couches. A trois ans, la fille qui était chargée du soin de cet enfant, ne pouvait plus le porter sur ses bras à cause de son poids énorme; il avait un appétit vorace, ses parents, par le conseil d'un médecin, ne lui donnaient que très-peu d'aliments peu nourrissants; il guérit de l'obésité, mais il finit par devenir épileptique. »

Dancel, *loc. cit.*, p. 30. « L'obésité est héréditaire : c'est-à-dire que le père ou la mère peuvent transmettre à leurs enfants un genre d'organisation apte à devenir surchargé de graisse. C'est un fait bien reconnu dans les animaux, dans les bêtes à cornes, les porcs, dont certaines races sont plus aptes à engraisser que d'autres. Il en est de même dans l'espèce humaine. »

(Mais il cherche la cause *principale* et *immédiate* dans l'alimentation.) -

Wadd. *Cursory remarks*, p. 15 et seq. « La prédisposition à l'obésité varie chez les différentes personnes. Chez les unes, elle existe à un tel degré, qu'une formation considérable de graisse doit se produire malgré l'observation la plus stricte de l'hygiène et une grande modération dans la satisfaction de l'appétit.

Une telle prédisposition est souvent héréditaire, et, quand elle est accompagnée, comme cela se voit fréquemment, de cette bonhomie qu'on appelle bonne humeur, laquelle chez le beau sexe :

« Teaches charms to last,
Still makes new conquests and maintains
The past. »

(enseigne la conservation des charmes, fait faire des con-
quêtes nouvelles tout en gardant les anciennes), il faut
s'attendre, chez des personnes douées de telles dispositions
du corps et de l'esprit, à voir arriver un certain degré
d'embonpoint. »

*« Même avec de pareilles dispositions, il faut des causes exci-
tantes ; parmi celles-ci, la principale consiste à se livrer avec
trop d'indulgence aux plaisirs de la table. »*

Le Dr Arbunthot dit : « Un régime sobre et du travail
empêcheront l'obésité, même chez les gens qui y sont le
plus prédisposés. »

Chambers, *loc. cit.*, p. 108. « Quelle que soit la forme
du corps qui prédispose à l'obésité, il n'y a pas de doute
sur le fait qu'elle (l'obésité) est transmise des parents à
leurs descendants dans une proportion plus marquée que
pour les autres maladies. Ainsi, tandis que 13 p. 100 est
la proportion complète des sujets aliénés dont la maladie
peut être attribuée à la génération qui précède et 24 1/2 p.
100 le nombre des personnes phthisiques chez lesquelles
l'affection est héréditaire, nous verrons en examinant la
table des personnes obèses, que leur prédisposition peut
être attribuée à l'hérédité, dans la proportion de 20 sur
38 cas notés ; dans 5 autres on trouvera la cause dans la
parenté collatérale, dans 6 seulement on peut en constater
l'absence et dans le reste on doute ou on ignore l'origine.

La nature héréditaire de l'obésité, bien plus, je crois,
qu'une particularité de climat, l'a rendue endémique dans
plusieurs contrées.

Elle paraît tenir plus à la race qu'au pays dans lequel
vivent les sujets.

Notre propre nation à été longtemps citée pour ses prédispositions à l'obésité.

Erasme dit, que de son temps, pour une personne grasse qu'on voyait sur le continent, on en trouvait quatre en Angleterre et je ne pense pas que notre disposition dans cette voie, soit le moins du monde diminuée.

Quelquefois, lorsque j'étais retenu par hasard dans un de nos endroits les plus passagers de Londres, j'ai compté pendant dix minutes ou plus, la multitude qui passait en se pressant. J'ai rarement compté une centaine d'adultes sans trouver un passant dont la démarche ne fût réellement gênée par l'obésité et, de temps à autre, il s'en trouvait au moins 2 ou 3 p. 100.

Parmi les Celtes purs, qui habitent le même climat que nous, cela est moins fréquent.

La fréquence a été diminuée chez nos frères transatlantiques probablement par le mélange plus général du sang provenant dès mariages croisés. »

Id., p. 110. « En Chine, il y a toute espèce de variété de climats, d'alimentations et de conditions sociales, cependant M. Finlayson observe « *que toute la race* présente une remarquable prédisposition pour l'obésité. »

L'*Anthropologie*, par P. Topinard, Paris, C. Reinwald et Comp., 1877, p. 477. « Les Maures sont le résultat de croisements complexes entre le Berber et toutes sortes d'éléments ethniques dans lesquels domine l'Arabe ; l'un de ses caractères est la tendance à l'obésité. »

Id., p. 494. « Le Polynésien (de Taïti) a la barbe rare, sa stature rentre dans les plus hautes tailles ; il est bien bâti, svelte, mais avec quelque tendance à l'obésité. »

Union médicale, 1851, p. 229 et seq. « Les auteurs ont noté l'obésité que l'on rencontre quelquefois chez les jeunes enfants et la gêne de la respiration qui en résulte ; ils ajoutent que cet excès d'embonpoint disparaît plus tard, et que les enfants qui l'ont présenté ne se distinguent en rien de ceux qui n'ont eu qu'un embonpoint modéré. Il ne paraît pas qu'il en soit toujours ainsi : cet état peut persister et devenir le point de départ d'une obésité monstrueuse ; elle peut même abréger l'existence, ainsi que M. Chambers en a vu un exemple chez un enfant de trois ans qui pesait 16 livres à sa naissance, 60 livres à l'âge de un an et 87 livres à l'âge de trois ans ; cet enfant succomba à une bronchite à l'âge de quatre ans et demi.

Une circonstance assez curieuse propre à cette obésité du jeune âge chez les jeunes filles, c'est l'établissement de la menstruation à une époque bien antérieure à celle habituelle. Percy et M. Chambers ont vu deux jeunes filles obèses qui avaient été menstruées à l'âge de deux ans. Dans le relevé de ce dernier, on trouve encore trois jeunes filles réglées pour la première fois à douze ans. »

« Mais, ce que mettent surtout en relief les relevés de M. Chambers, c'est l'influence des maladies antérieures, c'est surtout celle de l'hérédité. »

« Sur 26 cas dans lesquels M. Chambers a pu trouver une cause probable à l'obésité, il en est 10 dans lesquels l'obésité qui a été précédée d'une maladie plus ou moins grave, une pneumonie, la scarlatine, une maladie fébrile, la syphilis, etc.

« Sur 32 cas dans lesquels M. Chambers a pu obtenir des renseignements, il en est 18 dans lesquels on pouvait accuser une influence héréditaire; et sur ces 18, 12 fois l'hérédité était directe, de père et de mère le plus souvent, et 6 fois seulement elle était collatérale. »

Chambers, *loc. cit.*, p. 86. « L'obésité peut commencer à une période quelconque de la vie.

Elle commence quelquefois immédiatement après la naissance et marche rapidement, elle semble alors faire partie d'une tendance hypertrophique générale affectant l'ensemble du corps.

Ces enfants viennent au monde très-gras et très-forts et grandissent rapidement de telle sorte qu'à 2 ou 3 ans ils sont aussi gros que d'autres à 7 ou à 8, à ce degré ils deviennent souvent des objets de curiosité dans les foires et ailleurs.

Cependant l'évolution de toute la personne ne continue pas également ; le ventre devient gros et les membres sont souvent proportionnés ; mais la poitrine reste contractée, les poumons paraissent ne pas se développer ; les organes génitaux sont fréquemment ceux d'un enfant, tandis que l'ensemble du corps égale presque la masse de l'adulte.

Cette monstruosité congénitale serait, d'après le Dr Jæger, plus commune chez le sexe féminin en Allemagne et dans le sexe masculin en France et en Angleterre, mais heureusement elle n'est pas assez commune pour arriver à former une statistique sur ce sujet.

Il y a toute probabilité pour que ces pauvres créatures meurent de suffocation dans leur première enfance, et si elles échappent à ce danger elles sont ordinairement enlevées par l'hydropisie vers l'âge de puberté. »

Id., p. 87. « Un moindre degré d'obésité est quelquefois incommode aux bébés en nourrice, mais il s'évanouit bientôt après le sevrage ou au moins après la seconde année.

Cela paraît dépendre uniquement d'un excès d'aliment trop nourrissant qui pourrait être modifié par un régime mieux réglé. Aussi est-il très-désirable qu'un pareil système soit adopté ; car en dépit de la vanité que les mères tirent, en ces circonstances, de leur progéniture, cela les rend certainement moins capables de supporter les désordres aigus auxquels leur âge les expose. »

Id., *loc. cit.*, p. 87. « L'obésité infantile n'est pas plus commune dans les familles des personnes grasses que dans les autres. Aucune de celles mentionnées dans la table n'a donné un pareil exemple dans sa descendance, et je n'ai pas non plus entendu dire qu'un enfant ainsi affecté ait eu des parents gras. Cependant la forme qu'affectent les périodes consécutives de la vie est presque toujours due à une disposition héréditaire. Ceux qui deviennent gras entre l'âge de l'enfance et de la puberté ont ordinairement quelque parenté corpulente et ils attribuent eux-mêmes leur embonpoint à cette origine.

Mais ceci n'est pas suffisant en lui-même, car, après information, on trouve très-communément une cause excitante qui vient s'ajouter aux prédispositions héréditaires. »

Id., *loc. cit.*, p. 89. « Je crois avoir remarqué dans les familles où il y a une tendance à l'obésité que ceux des membres chez lesquels la maladie héréditaire doit probablement se développer sont remarquables par cette précocité du corps, et que ceux chez lesquels on ne la trouve pas ont une meilleure chance d'éviter cet héritage malheureux.

Si l'observation ultérieure confirme cette idée, on aura un moyen utile de pronostic et nous saurons quand nous devons nous tenir en garde contre l'obésité future ou en prendre à notre aise à ce sujet. Ce n'est pas une simple affaire de curiosité ou un examen exagéré de l'avenir; car je crois que des habitudes de vie bien dirigées et des précautions comme celles que peut indiquer la physiologie rationnelle, pourront dans bien des cas prévenir ce poison du bien-être, cet abréviateur de l'existence et dans tous les cas diminuer son intensité. »

« Peu après la puberté il y a, dans le sexe féminin, une tendance à augmentation temporaire de rondeur dans la forme, mais cet état atteint à peine ce que l'on peut appeler la corpulence et les exemples de grosseur remarquable ne

font généralement pas remonter leur maladie à cette période.

L'âge de beaucoup le plus ordinaire est la période entre
18 et 30 ans. »

Id., p. 91. » Une obésité irrégulière et partielle peut très-
bien se présenter vers l'âge de la cessation des fonctions
des organes génitaux, alors elle prend une forme asthénique.

Elle affecte le grand épiploon plus ordinairement que le
tissu sous-cutané et constitue le ventre proéminent si commun à cet âge.

Elle est si commune que j'ai à peine donné quelques
notes détaillées sur son occurrence, et des personnes du
reste en bonne santé sont si disposées à considérer cela
comme une chose qui doit arriver, qu'elles n'en consultent
pas un médecin.

Mais il ne faut pas supposer que ce soit peu important.
Je crois que c'est une grande cause d'abréviation de l'existence par suite des maladies auxquelles cela donne naissance ; la masse quotidienne de petites incommodités que
l'on peut attribuer à cet état serait souvent échangée par
le patient contre un mal actuel. Le poids de la graisse
abdominale dilate les aponévroses des parois, les muscles
deviennent disproportionnés au fardeau et quelquefois
cèdent en amenant des hernies.

Les intestins ayant plus d'espace qu'il ne leur est nécessaire et perdant l'effet compressif de la tension musculaire, sont déplacés, dilatés et capables d'accumuler de
l'air en excès.

Alors se produit la constipation et la congestion du système de la veine porte, conduisant aux hémorrhoïdes, aux
maladies du foie et, par le trouble causé dans la circulation générale, à la dilatation du cœur, à l'apoplexie et aux

affections asthmatiques provenant de la congestion des poumons.

C'est à cette période aussi que se produit la plus impor-tante manifestation du dépôt partiel de la graisse, c'est-à-dire dans les parois musculaires du cœur. Cela arrive quel-quefois chez des personnes qui ne sont pas autrement pré-disposées à la formation anormale de tissu adipeux, mais il est bien plus ordinaire de le rencontrer chez celles qui ont cette tendance. Par exemple, à Saint-George's Hospital, du 1er janvier 1845 au 1er janvier 1850, les cœurs de 36 per-sonnes obèses ont été examinés et on a constaté, sur douze d'entre eux, une telle quantité de graisse vers la base, qu'elle constituait une difformité de l'organe.

Sur 165 cadavres qui n'étaient pas gras d'une façon remarquable, ouverts dans cette période, alors que la ma-ladie de cœur était le trait caractéristique du cas, on en trouva seulement quatre chez lesquels la quantité de graisse était notablement augmentée.

La différence entre ces deux genres est suffisamment remarquable pour ne pas tenir compte de l'exiguïté des nombres sur lesquels repose la déduction statistique.

Le très-grand danger que courent les personnes obèses de devenir les sujets de cette affection est démontré d'une manière précise par cette observation, de même que la petite chance que l'on a de la trouver chez d'autres; ces déductions présentent une importance pratique en même temps pour le diagnostic et le traitement.

La tendance à la répartition partielle de la graisse, qui a été indiquée comme si fréquente dans l'involution de la vie, augmente avec les années.

Il est rare cependant de trouver cette diathèse en coïnci-dence avec l'extrême vieillesse, les inconvénients auxquels elle donne naissance amenant d'ordinaire une terminaison fatale avant cette époque.

J'ai eu occasion, pendant les quelques dernières années, de voir, dans l'intérêt de la Compagnie d'assurances, « Hand-in-Hand », un grand nombre de personnes âgées de 80 à 93 ans, qui désiraient assurer leur vie jusqu'à janvier 1850 dans le but de toucher le montant d'un boni (bonus) qui leur serait alors attribué par « l'Equitable ». Parmi celles-ci se trouvaient seulement deux personnes obèses et elles sont mortes depuis.

Ceux qui atteignent un grand âge sont généralement très-maigres et secs, mais encore la graisse du cœur est augmentée et on en trouve une assez grande quantité dans le mésentère. L'épiploon cependant ne s'accroît pas, de sorte qu'un abdomen proéminent est aussi peu commun parmi les nonagénaires qu'il l'est dans la jeunesse.

On a remarqué dans la dissection de John Bayle, le fabricant de boutons de Northamptonshire, qui mourut à l'âge de 130 ans et avait fréquenté les marchés jusqu'à 12 ans avant sa mort, qu'il avait à peine de graisse sur le corps ou dans l'épiploon, quoique le mésentère et le cœur, comme celui du fameux Parr une fois et demie centenaire, en fussent chargés. »

DEUXIÈME TABLE DE M. BOUCHARD (Ch.).

HOMMES

Numéros d'Ordre.	POIDS.	NOM.	AGE DE DÉBUT.	OCCASION DE DÉBUT.	RÉGIME.	EXERCICE.	HÉRÉDITÉ.	ANTÉCÉDENTS et coïncidents.
1	92.900	S....	16	O.	Gros mangeur.	Beaucoup.	Rhumatisme, diabète, obésité.	O.
2	88.200	D....	19	O.	Mange beaucoup.	Actif.	Rhumatisme.	Rhumatismes , migraines , lumbagos, coliques hépatiques.
3	91.000	M....	21	O.	Mange bien.	Beaucoup.	Goutte, rhumatisme.	Rhumatisme, bronchite, albuminurie.
4	101.000	D....	23		Énormément de pain.	Beaucoup.	Obésité, rhumatisme.	O.
5	111.000	S....	28	O.	Ordinaire.	Actif.	Asthme, obésité.	Névralgie, lumbagos.

FEMMES

Numéros d'Ordre.	POIDS.	NOM.	AGE DE DÉBUT.	OCCASION DE DÉBUT.	RÉGIME.	EXERCICE.	HÉRÉDITÉ.	ANTÉCÉDENTS et coïncidents.
1	129.900	M....	12	Menstruation.	Mange peu.	Actif.	Obésité, asthme.	Migraines, lumbagos, albuminurie.

Numéros d'ordre	POIDS.	NOM.	AGE DE DÉBUT.	OCCASION DE DÉBUT.	RÉGIME.	EXERCICE.	HÉRÉDITÉ.	ANTÉCÉDENTS et coïncidents.
2	82.900	M....	19	Première couche.	Ordinaire.	Sédentaire.	Rhumatisme.	Rhum. coliques hépatiques.
3	60.500	B....	20	Première couche.	Ordinaire.	' Médiocre.	O.	Rhumatisme.
4	96.700	M....	20	Première grossesse.	Mange peu.	Actif.	Obésité, pierre.	Lumbagos.
5	109.000	H....	21	Deuxième couche ; repos au lit six mois.	Mange beaucoup.	Peu d'exercice.	Maladie du cœur, asthme, obésité.	Migraine, goutte, lumbagos dyspepsie.
6	92.700	B....	22	Première grossesse.	Mange beaucoup presque pas de farineux.	Ordinaire.	Goutte, névralg.	O.
7	84.000	. . .	23	Deuxième grossesse.	Ordinaire.	Fait de l'exercice.	Rhumatisme, pierre.	Epistaxis, migraines, urticaire, rhumatisme chronique, sciatique.
8	107.400	D....	23	Deuxième grossesse.	Ordinaire.	Médiocre.	Goutte, névralgie, obésité.	Goutte, 3 attaques de rhum. métrorrhagie. névralgies.
9	74.700	S....	32	Fausse couche.	Ordinaire.	Sédentaire.	Goutte, rhumatisme, obésité.	Rhumatisme, sciatique, migraines, névralgies faciales, lumbagos.
10	81.700	B....				Ordinaire.	Goutte.	Rhum., pleurésie, entérite.

RÉSUMÉ DES TABLES DE M. BOUCHARD.

AGE DE DÉBUT.	HOMMES.	FEMMES.
2 ans.	0	1
5 à 10 —	1	0
10 à 15 —	0	4
15 à 20 —	3	11
20 à 25 —	3	25
25 à 30 —	6	2
30 à 35 —	3	7
35 à 40 —	4	5
40 à 45 —	2	1
45 à 50 —	2	6
	24	62

TOTAL............ 86.

HÉRÉDITÉ.	HOMMES.	FEMMES.
Obésité.	8	23
Affections liées à l'arthritisme.	18	45

ANTÉCÉDENTS ET COINCIDENTS.

	HOMMES.	FEMMES.
Diabète.	4	0
Affections liées à l'arthritisme.	17	49

RÉSUMÉ DE LA TABLE DE M. TEISSIER.

AGE DE DÉBUT.	HOMMES.	FEMMES.
9 ans.	1	0
9 à 15 —	0	0
15 à 20 —	0	2
20 à 25 —	0	1
25 à 30 —	0	0
30 à 35 —	0	1
35 à 40 —	0	1
40 à 45 —	0	0
Ménopause.	0	2
45 à 50 ans.	3	0
50 à 55 —	0	1
	4	8

TOTAL............ 12

RÉSUMÉ DE LA TABLE DE M. CHAMBERS.

AGE DE DÉBUT.	HOMMES.	FEMMES.
De naissance à 5 ans.	1	3
5 à 10 —	1	1
10 à 15 —	2	0
15 à 20 —	2	5
20 à 25 —	1	3
25 à 30 —	8	5
30 à 35 —	3	1
35 à 40 —	0	0
40 ans.	1	1
	19	19

Total............ 38

	HOMMES.	FEMMES.
Obésité héréditaire............	11	11
— collatérale............	4	3
Affections liées à l'arthritisme....	1	2

RÉSUMÉ DES CAS DE M. WADD.

AGE DE DÉBUT.	HOMMES.	FEMMES.
De 4 mois à 5 ans.	3	0
5 à 10 —	7	2
10 à 15 —	2	2
15 à 20 —	5	
20 à 25 —	0	
25 à 30 —	1	1
30 à 35 —	1	1
35 à 40 —	0	0
40 à 45 —	1	1
45 à 65 —	7	0
	27	7

Total............, 34

RÉSUMÉ DE MA TABLE.

AGE DE DÉBUT.	HOMMES.	FEMMES.
De naissance à 5 ans.	0	5
5 à 10 —	0	0
10 à 15 —	2	3
15 à 20 —	2	1
20 à 25 —	1	1
25 à 30 —	2	0
30 à 35 —	2	0
35 à 40 —	0	0
40 à 45 —	0	0
45 à 50 —	1	0
	10	10

TOTAL............... 20

	HOMMES.	FEMMES.
Obésité héréditaire........	1	0
— collatérale..........	1	0

CHAPITRE VII

Bull. gén. de thérap., 1864, t. LXVII, p. 44. M. Dancel dit : « En m'occupant de diminuer l'embonpoint exagéré chez les hommes, j'ai remarqué que ceux qui se nourrissaient de substances peu riches en graisse et en éléments graisseux ne diminuaient pas lorsqu'ils buvaient beaucoup.

« Je fus amené à penser que l'eau et les substances aqueuses favorisaient l'engraissement. »

Cette conclusion est justifiée par des faits tels que ceux que je vais rapporter :

« Dans le régiment de la garde de Paris, il y a un cheval qui était maigre. Sur ma demande, M. Decroix, vétérinaire de ce régiment, fit l'expérience suivante : il diminua à cet animal la ration d'avoine journalière de 1 kil. 500, sans modifier la ration de paille et de foin ; il fit tenir constamment dans l'auge de l'eau à la disposition du sujet. On mettait dans cette eau, de temps en temps, un peu de son, dont le total chaque jour était de 500 grammes. Au début, le 22 mai dernier, le cheval pesait 512 kilogrammes ; le 5 juin, quinzième jour, 520 kilogrammes ; le 17 juin, augmentation en vingt-sept jours : 18 kilogrammes. Les 500 grammes de son ajoutés au régime alimentaire n'ont pas remplacé le kilogramme 500 grammes d'avoine diminués, et cependant l'animal a engraissé.

« Dans le même régiment, il y a une jument qui était

énormément grasse. Elle souffrait sous son cavalier. Ainsi que les hommes surchargés d'embonpoint, elle était en sueur aussitôt qu'elle faisait un exercice un peu prolongé. De même encore que les hommes obèses, ses excréments étaient plus liquides qu'à l'état ordinaire. De même, enfin, que les hommes obèses, elle buvait considérablement; elle absorbait 60 litres d'eau par jour. Le maréchal des logis, qui la monte, l'a réduite à 15 litres par jour, et depuis elle a perdu son gros ventre, elle n'a plus de fiente comme les vaches, elle a acquis une vigueur, une force qu'elle n'avait pas et qui lui permettent de faire son service sans suer, sans souffrir. »

Je me suis adressé à M. le docteur J.-C. Mackenzie, de Cincinnati, pour avoir des renseignements sur l'engraissement des cochons; voici ce que mon ami a appris d'un éleveur :

« Un boisseau de maïs égrené (56 livres) judicieusement employé, doit produire 10 livres de viande. Ceci est en dehors de toute autre nourriture que les animaux peuvent se procurer dans les circonstances ordinaires.

« Parmi les différentes espèces de cochons, une variété connue sous le nom de *Poland China,* qui arrive en moyenne au poids de 200 ou 235 livres, engraisse très-vite. D'autres espèces, très-appréciées à cause de leur facilité à engraisser, sont la race blanche de Chester (*Chester white*), les couennes minces (*thin rind*), de Berkshire et de Kentucky. Les résidus de distillation (*still slop*) sont considérés comme produisant une viande et une graisse moins solides que le maïs et les autres aliments solides. »

« Middletown, *Ohio June*, 6, 1877. J'ai reçu votre lettre du 2 au sujet dés recherches que vous faites sur l'engraissement des cochons.

Je vous dirai qu'il y a une grande différence dans l'accroissement des cochons même avec une nourriture semblable.

La race, ou l'espèce, appelée « Poland China, » engraisse très-vite, et aucune nourriture n'augmente davantage l'engraissement, pendant les premiers six mois, que le lait (le lait de vache).

Le maïs est employé de diverses manières. Souvent il est réduit à l'état de farine et donné en bouillie non cuite.

Lorsqu'un cochon est âgé de six mois, on lui donne tout le maïs qu'il peut ou veut manger.

Il gagnera de 1 1\2 à 3 livres (anglaises) par jour pendant trois ou quatre mois.

Le gain obtenu est de plus de 60 pour cent de graisse pure.

Le charbon de bois est quelquefois donné en petites quantités comme apéritif ou digestif, au même titre que le sel marin aux chevaux et aux vaches.

Dans des circonstances favorables, un cochon de l'espèce nommée ci-dessus peut être amené au poids de 350 livres (anglaises) à l'âge de 10 ou 12 mois.

De trois à six mois ils sont souvent remis au vert et mangent très-peu de maïs jusqu'à vers le 1er septembre, alors l'engraissement est très-rapide avec le maïs. »

« Middletown, *Butler County*, Ohio, 21 juin 1877. — En réponse à votre lettre du 2 courant je vous dirai :

Le cochon le plus ordinairement élevé et engraissé ici est le « Poland « china ou bien le « Butler County Hog » : une espèce originaire de ce pays et du comté Warren, laquelle est probablement la meilleure de toutes les races pour l'engraissement et l'élevage.

Quelques faits que je vais vous noter sont basés sur des expériences avec cette espèce.

1° L'âge ; la nourriture (pour engraisser) est commencée

aussitôt que l'animal est âgé de 6 semaines et continuée ensuite, jusqu'à l'âge de 18 mois, à l'exception de deux ou trois mois pour le moment où il est mis au vert.

On obtient ainsi un poids moyen par cochon de 400 livres (anglaises).

2⁰ La nourriture consiste surtout en maïs égrené et trempé dans de l'eau froide pendant 24 heures, pour nourrir les cochons lorsqu'ils sont petits.

Plus tard, le maïs est donné en épi (sans être trempé) jeté sur le sol.

3° Traitement. On donne aux truies des endroits doux et chaux (autant que possible sur la terre) lorsqu'elles mettent bas.

Je dois dire que, lorsque les cochons sont tout à fait logés, il est toujours préférable que ce soit sur le sol. — Quand ils sont plus âgés on peut les laisser courir les chances de la température, n'ayant pour abri que les meules de paille provenant du battage du grain.

Dans la période finale de l'engraissement, les cochons sont tenus dans des cours ou parcs limités.

Le charbon de bois, ou, plus communément, les cendres de bois, leur sont donnés de temps en temps avec une petite quantité de sel marin.

C'est dans le but de faciliter la digestion et pour leur donner de la vigueur et de la santé.

Les éleveurs disent que rien n'est meilleur que de brûler un amas de bûches et d'en donner aux cochons l'accès libre.

Ici on donne la cendre de bois seulement en quantité limitée et de temps à autre ; et ce n'est pas tant pour les engraisser que de les entretenir dans un bon état de santé et de vigueur et par suite provoquer leur accroissement.

Ces remarques s'appliquent à la méthode usuelle d'élevage et d'engraissage comme cela est pratiqué pour les marchés, de façon à produire le plus de poids avec le moins de peine et de dépense.

Maintenant laissez-moi ajouter ce qui est nécessaire pour obtenir les plus beaux résultats de grosseur et de graisse.

Le cochon devrait être nourri, avec du maïs trempé dans de l'eau froide, dès l'âge de six semaines. Protégé contre les froids sérieux. Placé dans un champ vert limité, pour se promener en été et en automne. Enfermé en mauvais temps dans un étable où on devra le bien approvisionner d'eau et d'une quantité limitée de charbon de bois ou de cendres de bois. »

Wadd. *Com. on corp.*, *loc. cit.*, p. 58. — « Dans une annonce irlandaise on lisait : « Bonne nourriture pour chevaux : les longues queues au prix de trois shillings et six pence, et les courtes queues à deux shillings six pences (half-a-crown) par semaine. »

Après informations prises on donna les raisons suivantes pour expliquer la différence de prix, c'est que les chevaux à longues queues, pouvant chasser les mouches, étaient capables de toujours manger sans être dérangés ; tandis que les chevaux à courtes queues étaient si tourmentés qu'ils ne pouvaient manger pendant la journée. »

Mon ami le docteur A. Poncet, chef de clinique chirurgicale à la Faculté de Lyon, a bien voulu me communiquer les résultats de quelques expériences qui offrent un certain intérêt au point de vue du développement de l'individu.

« Voulant étudier les modifications que la castration apporte à l'accroissement du tissu osseux, M. Poncet a pris des animaux d'une même portée, par conséquent du même âge et autant que possible du même poids. (On sait, en effet, que parmi les animaux d'une même portée, les chiens par exemple, il en est qui deviennent beaucoup plus gros que d'autres). Il a châtré les uns, laissant les autres se développer normalement.

Les animaux non châtrés servent de terme de comparaison et permettent, on le comprend, de se rendre compte d'une façon vraiment scientifique de l'influence que la castration peut avoir sur le développement des organes.

Dans cinq expériences, où dix lapins étaient en jeu, tous frères deux à deux, et où cinq furent châtrés, les cinq autres restant comme étalons, pour termes de comparaison, M. Poncet a noté une augmentation assez considérable du poids de l'animal châtré, c'est ainsi que, cent jours en moyenne après l'ablation des testicules, le poids des lapins châtrés était également en moyenne supérieure de 210 grammes à celui des lapins non mutilés.

La graisse était chez les premiers un peu plus abondante, principalement au pourtour des reins ; elle ne paraissait pas être en excès, mais simplement proportionnelle au volume de l'animal.

Suivant M. Poncet, qui a fait avec grand soin toutes ses autopsies et a dû, voulant mettre tous les os de côté, examiner les différents muscles, la véritable cause de l'augmentation de poids siégerait dans le tissu musculaire. Chaque muscle est plus épais, plus charnu ; la différence existante entre les muscles de l'animal châtré et ceux du lapin qui n'a subi aucune mutilation paraît la même que celle que l'on trouve entre les muscles d'un manœuvrier et ceux d'un homme de cabinet.

Il est possible, et même probable, que plus tard le tissu adipeux augmente chez l'animal châtré; dans tous les cas, on peut croire, d'après les expériences dont je viens de parler, expériences qui ont porté sur de jeunes lapins, que pendant toute la période du développement, c'est-à-dire jusqu'à la fin de la croissance, le tissu adipeux n'augmente pas notablement et que son développement est inférieur à celui du tissu musculaire. »

Il est regrettable que M. Poncet n'ait pas fait l'examen microscopique des muscles des lapins châtrés ; il est probable qu'il aurait trouvé un dépôt de graisse interfibrillaire.

Il est à espérer que M. Poncet continuera ses très intéressantes expériences.

Chambers, *loc. cit.*, p. 36. — « M. Morton a pris cinq moutons, de poids à peu près égaux ; il a nourri chacun d'eux avec une livre (anglaise) d'avoine par jour et autant de navets qu'il voulait en manger.

L'un était nourri en plein air ; deux dans un hangar ouvert ; un autre confiné dans une cabane ; deux autres étaient nourris dans un hangar fermé et obscur ; et l'un de ces derniers était aussi enfermé dans une cabane de façon à diminuer la somme d'exercice qu'il pouvait prendre.

L'augmentation du *poids vivant* (*live weight*, qui en terme de boucherie signifie le poids de tout l'animal et pas seulement celui des quartiers), et la quantité de navets qu'ils avaient respectivement consommée, se trouvent dans le tableau suivant :

	POIDS de l'animal vivant.		AUGMENTATION.	LIVRES de navets mangés.	Augmentation pour 100 livres de navets.
	18 nov.	9 mars.			
	livres	livres	livres		
Sans abri..	108 »	131.7	23.7	1.912	1.2
En hangar ouvert...............	102 »	129.8	27.8	1.394	2.0
En hangar ouvert et enfermé dans une cabane...............	108 »	130.2	22.2	1.238	1.8
En hangar fermé et obscur.....	104 »	132.4	28.4	886	3.1
En hangar fermé et obscur et enfermé dans une cabane.......	111 »	131.3	20.3	886	2.4

JOHNSTON's *Agricultural Chesmistry*, p. 897.

En examinant les nombres on voit que le mouton auquel on a laissé un degré de liberté de mouvements suffisant pour préserver sa santé, mais qui a été privé de lumière, a fait la plus grand progrès et a nécessité pour ce progrès moins de nourriture que l'un quelconque des autres.

Nous ne pouvons pas admettre comme cause que les animaux manquaient d'exercice, car il a été observé que les moutons qui étaient le plus strictement enfermés dans les cabanes n'ont pas augmenté autant, mais nous pouvons, avec plus de raison, considérer cela comme le résultat de l'absence de ces transformations chimiques, que nous savons bien être favorisées, par les rayons solaires. »

« Peut-être le plus grand raffinement dans l'art d'engraisser se trouve-t-il dans la manière de nourrir les ortolans.

L'ortolan est un petit oiseau estimé par les Italiens comme très-délicat. C'est la graisse de cet oiseau qui est si délicieuse ; mais il a une façon particulière de se nourrir qui s'oppose à son rapide engraissement, c'est-à-dire qu'il mange seulement au lever du soleil.

Mais cette particularité n'a pas été considérée comme un obstacle insurmontable par les gourmets italiens.

Les ortolans sont placés dans une chambre chaude, parfaitement obscure, avec seulement une ouverture dans le mur.

Leur nourriture est éparpillée sur le plancher de la chambre. A une certaine heure dans la matinée, le gardien des oiseaux place une lanterne dans l'orifice du mur ; la faible lumière projetée par la lanterne sur le plancher porte les ortolans à croire que le soleil est au moment de se lever et ils se mettent à consommer avidement la nourriture.

D'autre nourriture est alors éparpillée et la lanterne est enlevée.

Les ortolans, quoique surpris de la brièveté du jour, se croient obligés à se rendormir, puisque la nuit est venue. Pendant le sommeil, peu de nourriture étant dépensée en production de force, la plus grande partie est employée à la formation du muscle et de la graisse.

Après un repos d'une ou deux heures, dans le dessein de laisser se compléter la digestion de la nourriture prise, le gardien exhibe de nouveau la lanterne à travers l'ouverture.

Le soleil levant illumine encore la pièce, et les oiseaux, sortant de leur assoupissement, se précipitent avec voracité vers la nourriture ; après, ils sont encore plongés dans l'obscurité.

Le soleil peut ainsi verser dans la chambre ses rayons

levant quatre ou cinq fois par jour et un aussi grand nombre de nuits suit ses lueurs momentanées.

Les ortolans traités ainsi deviennent comme de petites boules de graisse en quelques jours. »

« Ici se rencontrent plusieurs applications du même principe : d'abord, l'absence de déperdition par le mouvement par suite du sommeil supplémentaire auquel se livrent les oiseaux : l'absence des transformations chimiques usuelles sous l'influence de la lumière : la quantité inusitée de nourriture qu'ils absorbent, grâce à la ruse qui leur fait faire quatre repas par jour au lieu d'un ; enfin une grande facilité pour digérer cette nourriture par suite de la soustraction de la vue de ces objets extérieurs qui font naître de l'anxiété et empêchent ainsi la digestion chez les êtres qui veillent.

Les naturels de l'Inde tirent un cruel avantage de leur connaissance du fait précédent.

Le cochon sauvage n'engraisse pas lorsqu'il est enfermé, parce qu'il est constamment à chercher une voie pour s'échapper et qu'il est harassé par la vue des murs de sa prison. Aussi, ils cousent ensemble les paupières de l'animal et alors celui-ci devient rapidement à point pour la table. »

Id., *loc. cit.*, p. 163. « On a fait trop peu d'attention au mode d'administration de l'huile. On ne peut pas douter que l'on en puisse combiner avec elle des substances qui en rendraient l'assimilation plus prompte et plus facile ; probablement certaines indications à ce sujet pourraient être obtenues des agriculteurs. L'une des plus importantes parmi les expériences que l'on tente maintenant en Europe sur la préparation de la nourriture des animaux, consiste à fournir dans le régime l'huile de telle façon qu'elle soit le plus facilement assimilée par les organes digestifs. On a trouvé un moyen dans l'addition d'une certaine quantité d'alcool. Le pouvoir en graissant du grain en est une preuve; mais une autre plus frappante a été faite dans le « meeting » (assemblée) de l'agriculture de « Thirsk » en août 1850, par M. Outhwaite.

Ce gentleman a nourri un cochon avec un régime absolu de rhum et de lait frais, et a produit en dix jours une augmentation de 37 « stones » et 10 livres (anglaises) à 42 « stones » et 12 livres, ajoutant ainsi au poids de l'animal 72 livres (anglaises) de graisse ; l'animal prenant environ 3 gobelets (tumblers) de rhum par jour et étant dans un état continu d'intoxication.

L'influence de l'alcool est probablement due à son action sur les forces nerveuses engagées dans la digestion et non à quelque affinité chimique entre la graisse et lui ; car la plus grande partie est exhalée sans changement ou comme acide acétique ; ou probablement comme acide carbonique et eau. D'ailleurs la quantité absorbée n'est pas assez considérable pour augmenter d'une façon appréciable la masse de carbone de l'organisme.

La stimulation par l'alcool peut être considérée comme l'une des *circonstances accidentelles* sous l'influence desquelles le système est disposé à assimiler l'aliment huileux.

Il est vraiment à remarquer qu'un mélange d'alcool avec la nourriture était bien plus effectif que l'administration de l'alcool seul, car le cochon de M. Outhwaite lorsqu'il était nourri du lait et de l'ale dans des baquets séparés, n'engraissait pas de beaucoup aussi vite que lorsqu'il prenait du lait et du rhum ensemble.

L'expérience a été essayée pour un pari et dans la circonstance elle n'est pas profitable; mais elle peut fournir une utile indication aux agriculteurs d'employer pour l'engraissement quelques formes bon marché d'alcool, et à nous d'essayer quelques-unes de ses modifications combinées avec les remèdes huileux pour en faire usage en médecine. C'est probablement sur ce principe que s'appuyait le Dr Bardsley de Manchester, il y a environ quarante ans, pour donner de l'huile de foie de morue dans de la bière chaude. »

Cercle des hommes gras. — On a souvent entendu parler d'un certain cercle des hommes gras (fat men's club) à New-York. J'ai cherché à ce sujet, mais sans résultats intéressants.

Un de mes compatriotes et amis m'a assuré que ce « fat men's club » n'est pas un cercle, mais simplement un nombre d'hommes gras se réunissant chaque année pour faire, en public, un repas plus ou moins pantagruélique.

Ces hommes appartiennent, paraît-il, aux professions de fournisseurs de comestibles, bouchers, etc.

CHAPITRE VIII.

« Evacuer, ou remplir, ou réchauffer, ou refroidir, ou d'une façon quelconque troubler le corps avec excès et subitement, est chose dangereuse, et partout l'excès est l'ennemi de la nature ; mais il est prudent de procéder par gradation, surtout s'il s'agit de passer d'une chose à une autre (Hippocrate). » (*Aphorisme* 51, trad. Littré.)

« Galeni, *Operum omnium sectio quinta*, Vene, MDXLI, liber XIV. — *De methodo medendi, vel de morbis curandis*, cap. XV et XVI, p. 529, 532.

« Parmi les incommodités qui réclament les soins du médecin il en est une, et non des plus légères, c'est celle où le corps a pris une telle corpulence qu'on ne peut marcher sans gêne ni s'asseoir à cause de l'amplitude du ventre, ni respirer librement. »

« Nous avons donc jugé opportun d'entreprendre la cure de ces infirmités, et nous commençons par nous occuper de l'obésité. »

« Il est dit dans le livre qui traite des tempéraments, que ce qui rend le tempérament plus chaud et plus sec, rend le corps plus grêle ; c'est pourquoi il faut faire en sorte de mettre dans ces conditions le tempérament d'un corps trop obèse, si on veut le rendre à son état normal. Or, nous savons par expérience sur ce sujet et sur la manière de conserver la santé qu'un exercice actif, des repas modérés, les médicaments de ce genre et les préoccupations de l'esprit, rendent le tempérament tout entier, non-seulement plus chaud, mais aussi plus sec, et par le fait le corps plus grêle. Parmi des exercices actifs, la course est des plus convenables.

Si l'on veut avoir recours aux médicaments débilitants, on en trouvera la relation dans nos écrits sur les médicaments. Mais cependant nous allons énumérer les plus efficaces, ceux que nous conseillerons d'employer dans le cas où l'on aurait à combattre une trop grande obésité. Vous aurez donc recours à ceux que l'on a coutume d'employer dans les maladies articulaires, à ceux également qui ont une grande propriété destructive : telles sont les graines de rue, surtout de la rue sauvage, les sommités fleuries de l'aristoloche ronde, de la petite centaurée, de la gentiane et du polium : en outre à ceux qui ont des propriétés diurétiques puissantes, le persil par exemple. — Chacun de ces médicaments peut être employé, soit seul, soit associé aux autres, car tous sont aptes à détruire et à évacuer les sucs, en partie par les urines, en partie par une transpiration (insensible) douce. La cendre de vipère est aussi un puissant débilitant. Il y a eu beaucoup (de malades) qui, soit parce qu'ils étaient trop grêles, soit parce qu'ils avaient une trop faible habitude, sont morts de ces médicaments ayant le sang brûlé. On a recherché ces médicaments parce qu'on les a vus guérir des maladies articulaires, sans tenir compte que le tempérament de ceux qui avaient été guéris, était très-humide et très-pituiteux, comme n'est pas celui des obèses chez lesquels l'usage de ce traitement est sûr, sans danger.

Moi-même j'ai eu à soigner quelqu'un âgé de 40 ans environ, et j'ai employé l'antidote qui est usité contre les maladies articulaires, le sel de thériaque, la thériaque elle-même et la nourriture débilitante, et comme exercice j'ai recommandé la course rapide. J'ai préparé mon homme pour la course en lui faisant faire des frictions avec des draps rudes jusqu'à la rubéfaction de la peau. Immédiatement après je le faisais frictionner avec de l'huile, dans laquelle j'avais fait dissoudre quelques médicaments ; après la course on répétait les frictions. Les médicaments sont, soit la racine de courge, soit la gentiane, soit l'aristoloche, soit la racine de guimauve, soit le polium, soit la centaurée.

Pendant l'hiver il sera utile de frictionner avec la même huile après le bain ; mais il sera convenable de prendre la nourriture, non au sortir du bain, mais après un peu de sommeil. Si le malade le peut, vous lui permettrez de se baigner encore avant le repos. »

Maccary, *loc. cit.*, p. 106.

« Hercules de Saxonia nous a laissé en peu de lignes une méthode assez rationnelle pour guérir la stérilité des obèses. Il veut qu'on exténue le corps par des saignées, des purgatifs, l'exercice, les frictions, la diète et des peines domestiques; enfin en procurant l'évacuation des émonctoires naturels,

J'ai tenté la plupart de ces moyens chez une obèse, ce fut en vain, mais comme elle avait un *appétit vorace*, je prescrivais six onces d'eau de chaux, ce qui remplit la double indication de diminuer la voracité et de maigrir la malade. Quelques années après elle devint mère. Je fus conduit à la prescription de l'eau de chaux, parce que l'ayant donné à un homme attaqué de boulimie, j'en obtins un grand succès.

Id., p. 126. « Le Dr Vincent, de Cette, que j'estime beaucoup pour ses rares talents, m'a assuré, que les jeunes gens qui, pendant l'été, sont constamment à se baigner, deviennent alors très-maigres, quoiqu'ils soient en hiver pleins d'embonpoint. Il paraît donc prouvé que les eaux de la mer maigrissent ceux qui y passent plusieurs heures du jour. »

Id., p. 128 et seq. « Unzerus pense que fendre du bois dans la journée, et se livrer dans la nuit à l'étude de l'algèbre, sont de bons remèdes contre l'obésité.

On sait combien le coït affaiblit, combien maigrissent ceux qui en abusent, et je ne puis m'empêcher d'en recommander l'usage d'après les bons effets que j'ai observés chez un obèse. Tout le monde sait qu'un bon coq ne devient jamais gras. Cœlius Aurelianus ordonnait le coït avant le dîner, après le bain, voulant que ce même jour on se nourrisse assez mal, qu'on joue à l'escarpolette, que l'eau pure soit la seule boisson, qu'enfin on prenne un vomitif, après lequel il permet le soir un peu dé vin. Je dois cependant faire observer qu'ordinairement les obèses ne sont point portés aux plaisirs des femmes, et que dans quelques circonstances, comme j'ai annoncé, on a vu engraisser ceux qui se livrent au coït.

Id., p. 131. Les sels neutres et entre autres la crème de tartre et le nitre ont été recommandés dans cette maladie.

Paracelse se contentait de prescrire contre cette maladie le poivre et le sel d'oseille, qu'on employait comme condiment de tous les mets du malade. Van Helmont ayant fait faire usage à un obèse, pendant un mois, de la décoction de racine de kina et de gaïac, le vit s'amaigrir considérablement. »

Stephanus, médecin de Venise (*Medecinæ Cosmet.*, p. 462), dit qu'il n'y a pas de meilleur remède contre l'obésité, que le vinaigre scillitique, pris à jeun, soit pur, soit avec l'infusion d'absinthe ou de rue. J'ai connu le fils d'un pharmacien qui prenait beaucoup de vinaigre scillitique, et qui de gras qu'il était, devint très-maigre. »

Id., p. 180. « Plater (liv. 3, de sa Pratique, p. 51) nous dit que l'usage fréquent du poivre maigrit. *Pour traiter l'obésité locale on emploie une compression mécanique.* »

Id., p. 11. « Les dames romaines qui regardaient le trop

grand développement de la gorge comme le plus insupportable de tous les défauts physiques, espéraient s'y opposer, ou le faire disparaître, en appliquant sur leur sein de la chair très-fraîche d'un poisson qu'on nommait « ange ». Pline. »

Chambers, *loc. cit.*, p. 128. « Lorsque la graisse est largement accumulée dans le grand épiploon il est très-utile pour le malade de porter, autour de l'abdomen, un bandage qui puisse être serré graduellement.

Le support donné ainsi aux muscles abdominaux atténue la sensation de tiraillement dans les reins que ressentent bien des personnes dont les viscères sont lourds par rapport à leur force. Cela permet de prendre de l'exercice avec plus de facilité et paraît même, par la pression, apporter quelques secours à l'absorption de la graisse. »

C.-C. Schmidt's Jahrb., Bd. XXXVI, 1842, p. 144. « C.-C. Schmidt recommande la *Salvia pratensis* contre l'obésité ; les bêtes à cornes dont la nourriture la renferme présentant une tendance à l'amaigrissement. »

D' Ch. Petit, l'*Union médicale*, 1854, p. 143. « Les malades qui sont soumis à l'usage longtemps continué des eaux de Vichy, et à une dose un peu élevée, perdent de leur embonpoint, et cet effet est surtout très-remarquable chez ceux qui arrivent à Vichy avec une grande obésité. Le ventre diminue particulièrement alors de volume, et malgré cette perte d'embonpoint, les fonctions restent parfaites ; communément même leur santé générale s'améliore d'une manière très-sensible, en même temps que leur respiration, que gênait l'excès d'obésité, devient plus libre, ils prennent des forces, et ils retrouvent plus ou moins l'agilité qu'ils avaient perdue. »

« J'ai eu soin de faire peser un certain nombre d'individus avant et après la cure, et presque toujours j'ai pu constater une différence assez sensible, qui va, pendant une cure un peu prolongée, de 4 à 8 kilogr.

Un certain sujet, très-obèse, ayant fait usage des eaux de Vichy pendant deux mois et demi, sans avoir rien changé à son régime, a perdu 11 kilogrammes et demi de son poids. »

Consultation sur un cas d'obésité par M. Trousseau, *Union médicale*, 1855, p. 495. « Obésité embarrassant le cœur, gênant la respiration et disposant aux apoplexies.

Il est essentiel que le consultant, pour remédier à un état de choses qui devient dangereux, suive pendant longtemps un traitement méthodique et d'une certaine énergie.

Avant tout, les remèdes devront être cherchés dans les circonstances de l'hygiène. Il faudra s'abstenir de manger des corps gras, tels que le gras de viande, le beurre, l'huile, le lait. Le régime alimentaire aura pour base les légumes frais, les viandes maigres et les fruits de la saison bien mûrs. Le consultant pèsera exactement la quantité de pain et de viande qu'il consommera chaque fois. Il importe que, de semaine en semaine, il diminue un peu la quantité de ses aliments, jusqu'à ce qu'il arrive à une ration au-dessous de laquelle il ne se sentirait pas restauré. Il est absolument nécessaire de conserver de l'appétit en quittant la table. Il faut se peser tous les quinze jours et arriver à perdre 1 à 2 kilogr. par quinzaine, et s'arrêter lorsqu'on aura perdu 25 à 30 kilogr. L'exercice est de la plus haute importance. Il doit être fait à pied et à cheval, le moins possible en voiture. Le consultant évitera les boissons aqueuses et ne prendra que des bains de propreté, dans lesquels il devra faire entrer 180 à 200 grammes de bicarbonate de soude. L'usage de la médication alcaline est un auxiliaire puissant pour atteindre le but qu'on se propose. Deux mois de suite, aux deux repas principaux, on prendra 2 grammes de bicarbonate de soude ou bien 50 grammes d'eau de chaux, si le bicarbonate de soude est mal supporté. Cette médication sera suspendue après deux mois, puis reprise un mois de suite chaque trimestre, et continuée ainsi pendant deux ou trois ans. »

Gazette hebdomadaire de médecine et de chirurgie, t. VI, 1859, p. 425. « D'après quelques indications qui lui avaient été fournies relativement à l'emploi de ce médicament contre le psoriasis invétéré, M. Duchesne-Duparc crut devoir en faire l'essai, et reconnut que les propriétés qu'on lui attribuait étaient au moins fort exagérées.

L'administration du remède, continuée pendant un temps qui semblait plus que suffisant, n'amena point le résultat attendu, mais produisit un effet sur lequel on ne comptait pas.

Cet effet consistait dans un amaigrissement marqué, quelquefois très-rapide, mais toujours exempt de malaise et sans aucun trouble des fonctions digestives.

M. Duchesne pensa dès lors avoir trouvé un remède à opposer à l'obésité, quand elle constitue un état maladif, et les essais qu'il en a faits ont, assure-t-il, justifié cette prévision.

Il emploie toute la plante (*Fucus vesiculosus*, tige et feuilles) soit en décoction, soit en poudre sous forme pilulaire.

Il donne, dans son mémoire, les doses auxquelles il administre le médicament, et cite, à l'appui de ses propriétés thérapeutiques, un certain nombre d'observations. »

Gaz. heb. de Paris, t. IX, 1862, p. 193. « Les diverses formes sous lesquelles le *Fucus vesiculosus* peut être ingéré par les malades, sont : 1° une décoction prise entre et pendant les repas; mais sa saveur piquante et marécageuse est rebutante pour la plupart des malades;

2° Un extrait hydro-alcoolique qui donne des résultats plus rapides et plus réguliers que la poudre, et dont on peut donner graduellement 3 à 4 grammes par jour sans le moindre inconvénient.

L'action du médicament n'est bien manifeste qu'après deux ou trois septénaires, et se caractérise alors par une plus grande abondance des urines, qui se couvrent d'une pellicule noire caractéristique : l'appétit est plus vif et l'amaigrissement s'opère plus ou moins promptement, mais ne manque jamais. »

Anal.in Schmidt's Jahrb., Bd. CXVII, p. 301. Jarg, 1863.

« Von Veiel parle d'un cas d'obésité (poids du corps, 450 livres) compliqué d'ulcères de la jambe, qui s'améliora d'une manière permanente par l'emploi des bains d'eau salée, des bains de vapeur, de laxatifs énergiques et de l'iodure de sodium à forte dose. »

Dancel, loc. cit., p. 175 et seq.

J'ai essayé d'à peu près toutes les substances purgatives employées habituellement : toutes ont eu des inconvénients, excepté la teinture de scammonée ou la scammonée prise en poudre ou en pilules.

J'ai trouvé dans ce purgatif tous les avantages que je cherchais pour mon traitement.

Prise à dose ordinaire le matin à jeun, la scammonée ne fatigue nullement l'estomac et elle permet de déjeuner à la fourchette avant midi. »

T. Bull. gén. de Thérap., 1864, t. LXVI, p. 433. « La diète des boissons aqueuses, conseillée comme base du traitement de l'obésité, n'est pas, tant s'en faut, une chose nouvelle. »

« Il entre pour une grande part dans le système diététique, grâce auquel les anciens formaient les athlètes, et s'opposaient chez eux aux envahissements de l'embonpoint. »

« Il n'est pas rare de voir des sujets obèses apathiques et somnolents, par suite des exercices musculaires, développer une aptitude à devenir remarquablement vigoureux et particulièrement doués pour résister aux fatigues du corps. »

« Afin d'en arriver là, il faut savoir diriger vers le développement du système musculaire l'activité que la nutrition emploie en pure perte à la production exagérée de la graisse. »

« Obliger les sujets obèses à quitter le genre de vie sédentaire dans lequel ils ont pris l'habitude de végéter, c'est susciter un véritable autophagisme. »

« L'abstinence des boissons et l'exercice, qui constituent la base de la médication, rencontrent dans la pratique deux obstacles dont il est également difficile de triompher; la soif inextinguible ordinaire aux personnes affectées d'obésité; leur antipathie, leur difficulté pour la locomotion. »

« C'est alors que l'usage du café devient d'un utile secours. Mais le café répond à deux indications parfaitement distinctes. Ses effets sur l'organisme varient suivant le mode de sa préparation. Le principe *stimulant* du café persiste dans l'*infusión;* la *décoction* la *détruit.* »

Aux sujets obèses, impropres aux exercices musculaires et plongés dans une apathique torpeur, s'adresse spécialement l'*infusion* de café. Elle fera naître en eux le besoin de se mouvoir, ou tout au moins troublera la somnolence dans laquelle ils demeurent engourdis.

A ceux qui, déjà capables d'exercices quotidiens, n'ont pas cessé pourtant d'éprouver le pénible tourment de la soif, le café en *décoction* sera prescrit avec plus d'avantage; car c'est sur la soif qu'il agit principalement. »

Gazette médicale de Paris, tome XXI, 1866, p. 189.

« Nous emprunterons au livre du professeur Vogel les recherches qui lui sont personnelles sur la thérapeutique rationnelle de l'obésité; il divise ces moyens ou méthodes en plusieurs groupes :

1° *Moyens diététiques*. Ils comprennent l'organisation du régime, le choix des aliments et des boissons.

La nourriture doit contenir un nombre plus restreint d'aliments respiratoires; mais, en revanche, un plus grand nombre de substances plastiques que pendant le régime habituel qui avait donné naissance à l'obésité. Il ne faut pas exclure les aliments respiratoires d'une manière absolue, il faut seulement en éviter l'excès.

Dans le choix des aliments, il faut en outre tenir compte de leurs qualités digestives et de l'état des fonctions de digestion chez les malades.

Les aliments et les boissons doivent, autant que possible, être appropriés à l'activité des malades, à la saison, aux conditions climatériques.

Les personnes qui se donnent beaucoup de mouvement, ou dont l'activité exige de grands efforts corporels, ont besoin d'une nourriture plus fortifiante, telle que la viande de bœuf, de mouton, etc., tandis que pour les personnes qui mènent une vie sédentaire ou dépensent moins de force physique, une alimentation animale moins nourrissante (veau, poisson, etc.) est de beaucoup préférable.

Dans les temps rigoureux et les contrées froides, le régime peut contenir un plus grand nombre d'aliments respiratoires énergiques (féculents, graisse, etc.).

En se basant sur ces principes, il sera facile de régler pour chaque malade, dans des circonstances données, le régime qu'il doit suivre.

2° *Régler* le genre de vie, éviter avant tout la paresse et le sommeil prolongé; recourir à divers exercices corporels : équitation, course à pied, travaux des champs, etc.

3° Pour ce qui est des médicaments, il ne faut point

laisser aux malades le soin d'en régler l'emploi ; mais le médecin doit surveiller attentivement l'emploi d'agents thérapeutiques, qui sans cela seraient inutiles et pourraient même être dangereux.

Parmi ces moyens, les *alcalins* occupent le premier rang ; il est préférable de les employer sous la forme de carbonates et de bicarbonates. On peut les donner comme médicaments; on peut aussi atteindre le même but en faisant prendre aux malades une grande quantité de fruits de saison, fraises, cerises, etc., très-chargés en malates, tartrates alcalins, etc.

Nous citerons, de la même manière, l'usage du cidre, qui a joui, surtout dans l'Allemagne du Nord, et cela depuis fort longtemps, d'une très-grande vogue contre l'obésité.

Enfin on peut donner la médication alcaline sous forme d'eaux minérales : Vichy, Carlsbad, Marienbad, Ems, etc.

L'iode fait aussi partie des remèdes vantés contre l'obésité. Toutefois ce médicament est dangereux et ne doit être administré que dans des cas spéciaux, et sous la plus grande réserve. Ces mêmes observations s'appliquent également aux eaux minérales iodées.

L'hydrothérapie, comme stimulant et favorisant les désassimilations, peut avoir de très-bons effets.

Non-seulement les douches, mais les bains de mer, de rivière, et de préférence les bains froids, peuvent être utilement prescrits.

Cependant il ne faut pas oublier que toutes les cures de bains, quelles qu'elles soient, supposent une certaine réserve de force dans l'organisme de celui qui veut en faire usage; dans le cas contraire, elles nuisent au lieu d'être utiles, et peuvent même causer des dangers. »

Reg. San. Sal, p. 109, London, 1634.

> « And furthermore, of vinegar they say,
> Although it dryeth, yet it cooles his way
> In passage, and it makes one leane
> Being receyved fasting, so I meane.
> It causeth melancholy, harmes the seed
> Of generation, and doth shakings breed.
> Leane folke it hurteth, drying up their blood.
> And unto fat folkes, greatly doth no good.

(Le vinaigre, quoique astringent, produit dans l'organisme un effet sérieux : il amaigrit quand on le prend à jeun ; il amène la mélancolie, un affaiblissement de la liqueur séminale, des tremblements ; chez les gens maigres, il a des effets nuisibles en séchant leur sang, et chez les individus gras il ne produit rien de bon.)

Flemyng, loc. cit., p. 11 et seq. « Les acides et le vinaigre en particulier ont uné propriété spécialement amaigrissante, mais il faut en user avec la plus grande prudence. »

« Les purgations répétées, si on pouvait les employer souvent, seraient un moyen rapide et efficace pour la réduction de l'obésité.

« Il est dangereux de s'avancer trop dans cette voie, car les purgatifs souvent employés, outre l'affaiblissement qu'ils apportent à l'ensemble de la constitution, abîment l'estomac à travers lequel ils passent et encore plus les intestins où ils produisent leur plus grand effet. Ils peuvent amener des dysentéries et des ulcérations de l'intestin avec leurs funestes conséquences. » (P. 16.)

« La sueur paraît contenir plus d'huile que les autres excrétions liquides et par conséquent sa production, si on pouvait l'obtenir sans danger, serait de la plus grande efficacité dans le traitement de cette maladie. La façon la

plus salutaire de produire la sueur consiste à exciter la
force musculaire, par exemple, par la marche rapide. »

« Les médicaments qu'on ordonne pour amener la
sueur, en dehors de l'incertitude de leur action, peuvent
nuire par le trop grand échauffement du sang et des humeurs, s'ils sont trop fréquemment administrés. »

Le cas cité par Brillat-Savarin est un exemple frappant
des funestes effets du vinaigre.

« C'était, dit l'auteur, une charmante jeune fille qui s'en-
dormit pour toujours, alors qu'elle avait à peine dix-huit
ans. Elle s'éteignit en jetant des regards douloureux vers
un avenir qui ne devait pas exister pour elle ; et l'idée d'a-
voir, quoique involontairement, attenté à sa vie, rendit
sa fin plus douloureuse et plus prompte. » Brillat-Savarin,
Physiologie du goût, p. 246 et seq., Paris, 1870.

*Elle avait bu pendant un mois un verre de vinaigre chaque
matin.*

Wadd, Cursory remarks, loc. cit., p. 24 et seq. « William
Hay, dans son Essai sur le difformité, dit : « Depuis
longtemps j'ai pris trois onces de savon de castile (castile-
soap) par jour. Il y a environ un an, j'ai réduit la quantité à deux onces, et dernièrement à une once. Ce savon
était mis dans une pinte d'eau de chaux et mélangé avec
du lait. J'ai suivi ce régime d'une façon constante et je ne
l'ai interrompu que quelques fois pour observer les conséquences de cette interruption. Je n'ai pas changé ma nourriture ordinaire, j'ai toujours pris une once de savon à la
fois, et je n'ai jamais souffert aucun inconvénient de
ce médicament.

« La salivation, une décoction de gaïac et la transpiration ont été recommandées, et, dans les cas d'augmentation
du grand épiploon, un bandage qu'on peut serrer ou relâ-
cher à plaisir. Il faut se confier plus au régime qu'aux médicaments. »

Id., p. 30. « Malheureusement, la persévérance nécessaire pour rendre efficace un tel régime en fait la tâche la
plus difficile que l'on puisse imposer aux obèses qui, par
suite d'inactivité du corps et indécision d'esprit sont peu
portés à en suivre les prescriptions. »

22ᵉ leçon. 16 mai 1876. Prof. A. Gubler.

« *Eaux diurétiques*.

Plus les sels sont hétérogènes à l'organisme vivant,
plus ils sont rapidement éliminés.

Voilà pourquoi les sels de potasse sont moins tolérés
que ceux de soude, et pourquoi ils sont plus diurétiques.
Les eaux qui contiennent des proportions notables de
sels potassiques sont en conséquence, toutes choses
égales, plus diurétiques que celles où figurent les combi-
naisons analogues de la soude avec les acides.

A ce titre la source Lardy, de Vichy, puits de l'enclos
des Célestins (ne pas confondre avec les *Célestins*, ni avec
la *nouvelle source des Célestins* qui est au contraire pauvre
en carbonate de potasse) l'emporterait sur toutes les autres
puisqu'elle renferme la proportion considérable de C gr.
527 de carbonate de potasse, mais la notable proportion
de fer qu'elle contient contrarierait peut-être cette action.

La source de l'Hôpital qui vient au-dessous n'en offre
que 0 gr. 440, et celle d'Hauterives, d'ailleurs si agréable
et très-riche en bicarbonate de soude, n'offre plus que
0 gr. 189 de bicarbonate de potasse. L'eau alcaline qui se
rapproche le plus de la source du puits Lardy de l'enclos des
Célestins est celle de Desaignes (Ardèche) où l'analyse constate 0 gr. 51 centigr. soit plus d'un demi-gramme de bicarbonate de potasse. Et comme l'eau de Desaignes est
exempte de fer, il est permis de penser qu'elle manifeste-
rait des propriétés diurétiques bien prononcées.

M. Gubler constate, d'après les auteurs, les bons résultats d'un traitement empirique usité en Angleterre et que

son caractère, en apparence peu rationnel, a sans doute empêché de se propager en France et dans les autres contrées de l'Europe ; nous voulons parler de l'emploi de la *liqueur de potasse.*

L'efficacité de ce remède est expliquée de la manière suivante par le professeur de thérapeutique qui emprunte à la physiologie comparée les principaux éléments de sa démonstration.

D'abord M. Gubler remarque que la potasse est surtout éliminée par les glandes sébacées de la peau.

Chez les moutons, la quantité de ce principe éliminé avec le suint est telle que le lavage des laines, à Reims, par exemple, devient une source abondante de potasse qu'on recueille pour la livrer au commerce.

Or, la potasse qui se trouve du côté des glandes sébacées, sa principale voie de sortie, est nécessairement un stimulant spécial de ces glandes et ne peut manquer, lorsqu'elle existe en excès dans l'économie, de provoquer l'issue d'une quantité de corps gras plus considérable qu'à l'état normal.

Dès lors, l'introduction d'une solution de potasse artificielle ou bien d'eau minérale contenant du bicarbonate de potasse, doit nécessairement activer la sécrétion sébacée de la peau et empêcher l'accumulation de la graisse dans le tissu cellulaire, ou même en favoriser la résorption.

M. Gubler trouve la vérification de sa théorie dans une circonstance peu connue et très-digne d'intérêt, non-seulement pour l'agronome, mais aussi pour le physiologiste; c'est que les races ovines, dont la laine fournit peu de suint et de potasse, sont très-aptes à l'engraissement, tandis que les mérinos dont la laine contient à poids égal une quantité beaucoup plus forte de potasse et de suint ne peuvent jamais être engraissés.

L'eau de Saidschütz contiendrait jusqu'à 3 gr. 277 de

nitrate de magnésie, mais quand bien même ce nitrate aurait les propriétés diurétiques du salpêtre il ne pourrait les manifester dans cette circonstance, attendu que l'effet purgatif l'emporterait de beaucoup sur l'hypercrinie rénale. »

23ᵉ leçon. 18 mai 1876 (Prof. A. Gubler).

« Les inconvénients attachés à l'amaigrissement excessif et trop rapide sont, l'altération de la santé générale, peau ridée, flétrie, blafarde, affections squameuses, icthyose accidentelle.

La cure hydro-minérale de l'obésité désormais introduite en France sur mes indications comprendrait Brides, Santenay, Miers, Vacqueyras-Montmirail.

Chlorurées sulfatées sodiques. Brides, Miers, Santenay, Vacqueyras, Châtel-Guyon.

Protogéiques normales, Médague, Rouzat, St-Maurice, St-Myon, St-Nectaire.

Traitement rationnel de l'obésité :

1° De l'obésité, anomalie morphologique héréditaire.

Ici le traitement de l'individu est peu efficace. Il faut modifier la race par l'hygiène et sélection.

Si l'anomalie est acquise définitivement comme est le résultat de la castration, alors le traitement est illusoire.

Si l'anomalie acquise est transitoire, résultant de stérilité temporaire, continence, inertie génitale ; il faut placer le sujet dans des conditions favorables à l'accomplissement de ses fonctions.

2° Obésité, affection symptomatique d'excès de nourriture ou de boisson ou « *obésité crapuleuse.* »

D'excès de travail hépatique, ou « *obésité active* ; »

Obésité de défaut de consommation, « *obésité torpide.* »

L'obésité par excès d'action de l'organe formateur ou modificateur de la graisse est une espèce pour ainsi dire spéculative. D'ailleurs nous ne saurions guère comment enrayer directement le travail excessif du foie.

L'obésité crapuleuse a son remède tout indiqué : sobriété, abstineuce sinon jeûne.

L'obésité torpide tombe davantage sous notre pouvoir.

Les indications sont de supprimer les causes morbides, l'hypoglobulie, établir des conditions favorables à la disparition de la surcharge de graisse.

1° Par traitement tonique, hématinique, préparations martiales et manganésiennes, eaux ferrugineuses, lymphes minérales des terrains volcaniques et primitifs.

2° Manger très-modérément, exclusion des aliments gras ou faisant de la graisse, les féculents et sucrés.

Choix d'aliments solides et liquides.

Alimentation propre à diminuer l'obésité.

Viandes maigres de toutes sortes, conséquemment le gibier de préférence, mais non pas les cailles.

Poissons (non huileux), limandes, merlans, brochets ; pas d'anguilles.

Végétaux herbacés, épinards, salades, choux, concombres, gumbos, cardons, artichauts, haricots verts.

Fruits acidulés, peu sucrés, cerises, pêches, chasselas.

Vins faibles, peu alcooliques, acidulés, jeunes et chargés de crème de tartre.

Lait (?).

Eau, peu si elle doit rester ; davantage si elle est destinée à disparaître par suées.

Eaux minérales alcalines potassiques, eau de Vichy (source Lardy) ou eau de Desaigues dont on a laissé s'exhaler le gaz carbonique.

Peu de café noir ou de thé.

Peu de pain ; point de sucre ni de féculents.

Peu ou point de tabac.

3° Stimuler les actes organiques qui consomment de la graisse.

Traitement préparatoire ou adjuvant.

Médication spoliatrice, de déperdition ou déplétive.

Purgations, sels neutres, sulfate et chlorure de sodium, eaux de Friederichshall, Santenay.

Sudations.

Médication fondante, résolutive, *fucus vesiculosus*, iode, iodure de potassium, ammoniaque et ses composés, iodure d'ammonium.

Médication éliminatrice, potasse, carbonate de potasse, citrate, malate, tartrate de potasse, fruits acidulés, vins non dépouillés. »

24e leçon. 20 mai 1876. Prof. A. Gubler.

« Traitement fondamental. Régime de vie éminemment favorable à l'activité de toutes les grandes fonctions de l'hématose, nutrition, reproduction.

Habitation dans des régions montagneuses ou maritimes, à la campagne tout au moins : air renouvelé ; ozone ; climat tempéré, parce qu'un climat trop chaud produit de la langueur et de la paresse, voir les lazzaroni, tandis qu'un climat trop froid met obstacle aux sorties prolongées, à la sudation, voir les Esquimaux.

Il faut plutôt un climat un peu frais, comme celui de Paris au mois de mai ou de septembre

Bains de mer ou de rivière.

Hydrothérapie froide, isolée ou combinée avec hydrothérapie chaude, ou étuves sèches ou humides.

Exercices musculaires, promenades, courses, équitation, escrime, natation, gymnastique sous toutes les formes.

Marcher beaucoup, surtout *vite*, distances croissantes, vitesse accélérée ; de quelques kilomètres à quelques myriamètres à raison de quatre kilomètres par heure à huit ou dix kilomètres.

Ces conditions sont d'abord difficiles à remplir de la

part des obèses, mais à possibilité d'autant plus grande que la cure d'entraînement est plus avancée.

Toutefois elles sont indispensables pour provoquer la déplétion par sudation, l'élimination par le suint, la résorption de la graisse sous-cutanée (external fat) ou splanchnique (internal fat).

En définitive, rien de plus facile que de faire perdre quelques kilogrammes du poids initial par des purgations et des sudations. Rien n'est plus malaisé que de faire maigrir.

Il faut du temps, de la persévérance, et l'on doit procéder par des médicaments, des remèdes, mais *surtout* par l'hygiène.

Tout ce qui diminue le volume et le poids du corps ressortit de ce que j'appelle la cure de *réduction*.

Mais la dénomination de cure d'*amaigrissement* doit être réservée à l'ensemble des moyens de faire résorber la graisse sous-cutanée ou splanchnique. »

Wadd, *Com. on corp.*, p. 53.

« Un gentleman se présentant un jour chez moi, je m'écriai involontairement en le voyant entrer : « Voilà mon oncle ! un petit homme haut de trois pieds et demi, extraordinairement gros, avec une tête enfoncée entre les deux épaules ; » il était en outre le vrai épitome de bonne nature et de bonne vie, la personnification respirante de la joie, le type actuel du Roger-Bontemps (Merrymaking).

Dès qu'il le put, il m'apprit qu'il était un gentleman de Norfolk (un gros beignet (dumpling), aurait-il pu dire), qui traversait Londres se rendant dans le Devonshire à la recherche d'un meilleur air, car il était gêné par la « brièveté de la respiration. »

Il ne venait pas me consulter à ce sujet, mais seulement pour savoir si j'avais quelque *spécifique* pour guérir l'obésité.

Voyant qu'il était tout à fait, suivant l'indication de Shakespeare, « gras et à respiration courte » je lui conseillai le remède de Radcliffe; mais il méprisa pareil conseil; il voulait le *spécifique*. Je lui assurais que je n'en connaissais aucun, lorsqu'il posa dans ma main la notice suivante, en me lançant un regard incrédule plein de bonne humeur: « Aux obèses. — Il est universellement admis que rien ne peut être plus disgracieux et plus désagréable qu'un embonpoint exagéré.

« Un homme est alors considéré comme un mangeur de bœuf (beef-eater) et offre à tout le monde un air d'extrême vulgarité. Pour ces raisons un homme médical (medical gentleman), de première valeur a, pendant une série d'années, dirigé ses études vers la découverte d'un remède contre cette désagréable affection.

« Ses longues et laborieuses recherches n'ont été sans succès, à tel point qu'il a aujourd'hui la satisfaction d'annoncer au public qu'il a trouvé un *spécifique certain* avec lequel il peut non-seulement réduire la personne la plus corpulente à une forme gracieuse et fluette, mais empêcher efficacement, tous ceux qui s'en serviront, de devenir gros, alors même qu'ils feraient partie de la Cour des Aldermen ou seraient des hôtes assidus des dîners de sacristie (vestry dinners).

« Le propriétaire se porte garant auprès de la noblesse et des gens de bien (nobility and gentry) que son dit remède est si parfaitement salutaire et innocent que même un enfant à la mamelle pourrait le prendre.

On peut se le procurer en bouteilles, à dix shillings chaque seulement, impôt compris (duty included) dans une boutique de fantaisie, passage des os-nus (at a Fancy shop, Bare-Bone Passage.) »

La simplicité du caractère a été considérée comme la plus aimable et la plus enviable des qualités et cet homme en était la plus frappante personnification que j'aie jamais rencontrée.

Nous supposons que c'était le type caractéristique de sa famille, car l'idée de chercher le spécifique lui était venue sur les conseils de sa sœur, vieille fille (maiden sister) qui passait pour une docte personne « (*counted rather clever.*) »

La conviction positive que tout cela n'était qu'une plaisanterie, sembla le désappointer, car il espérait, avec le spécifique dans sa poche, pouvoir vivre *ad libitum;* et sa digne sœur pensait, sans doute, accomplir des œuvres merveilleuses avec une si puissante addition dans sa collection de recettes. »

Id., p. 78. « Il y a quelque chose de très-réconfortant dans la notion d'un spécifique. Cela préservera de bien des inconvénients et permet aux sujets de vivre comme ils le désirent.

Ainsi pensa le gentleman qui mangea le « pudding de meunier »(miller's pudding) comme un spécifique, chaque jour *après dîner.*

Il est de la plus grande importance dans le traitement de l'obésité de s'opposer aux propensions de l'appétit vers les matières grasses.

C'est ce dont Avicenne paraît avoir été convaincu, aussi recommande-t-il à ceux qui ne peuvent pas avaler les pilules de prendre le remède à l'état liquide, c'est-à-dire *une livre* d'huile de violettes mélangée avec de la graisse de bœuf fondue.

Une personne en prenant cela peut jeûner pendant dix jours de suite sans la moindre faim !!..

Un intelligent auteur français (M. Maillet) rapporte que, un millier d'années avant l'ère chrétienne, les Egyptiens avaient deux temples, dédiés à Saturne, placés *aux extrémités du royaume,* au plus grand bénéfice des sujets hypochondriaques (obèses). Ces temples étaient le « Bath » et le « Brighton » de l'Orient.

Mais dans ces stations le régime des plus sévères et le médecin se rendaient agréables par des distractions amusantes et les esprits malades se divertissaient d'eux-mêmes par des spectacles agréables et des sons mélodieux.

En ce temps-là ils avaient l'avantage de mêler la musique à la médecine.

Quel pourrait être l'effet d'une bouteille d'eau de Spa bue en secret et en silence ?

Ils connaissaient aussi la grande importance de l'exercice et envoyaient leurs malades à ces temples éloignés : *« non propter, salubritatem aquarum, sed propter longinquam peregrationem. »*

Chambers, *loc. cit.*, p. 131. « Il y a une classe de médecine si universellement applicable à tous les cas d'obésité que je pense qu'il ne faut jamais manquer d'en faire un essai. L'affinité chimique des alcalis pour la graisse les signale comme des altérants appropriés à la situation et l'expérience prouve qu'ils sont favorables à l'état des organes digestifs. Celui que l'on doit choisir de préférence est la liqueur de potasse, parce qu'il peut être administré en plus grande quantité qu'aucun autre.

Si on la donne dans de l'eau et du lait on peut commencer par un demi-drachme et arriver à la dose de un drachme et de un drachme et demi trois fois par jour. Le lait masque le goût de la potasse mieux que tout autre véhicule. Il a l'inconvénient de saponifier une portion du remède, mais il n'y a aucune preuve évidente que l'on porte ainsi atteinte à son efficacité. J'ai souvent donné des doses sus-mentionnées de liqueur de potasse (même à des enfants dans les cas de scrofule et de phthisie) sans que son usage produisît aucun accident lorsqu'elle était prise, comme c'est indiqué, dans du lait. »

Martin-Damourette, *communications orales*. « Les alcalins favorisent la combustion parfaite et dès lors produisent l'amaigrissement. Exemple, la maigreur des gens qui abusent de l'eau de Vichy par la dose et la durée.

Chevreuil a d'ailleurs montré qu'en présence des alcalis l'oxydation des matières organiques est bien plus énergique que dans un liquide neutre. (Le sucre ne réduit la liqueur cupro-potassique que si elle est alcaline ; le tannin additionné de potasse *brunit immédiatement* à l'air.)

Les oxydations sont plus énergiques en présence de la potasse caustique qu'en présence des carbonates alcalins.

La potasse, outre son action sur 1° la nutrition ; 2° fluidifie la bile qui charrie la graisse ; 3° et est diurétique et par conséquent éminemment appropriée à la cure de l'obésité.

Dose moyenne par jour, 4 à 8 grammes dans un litre d'eau, mais on peut la pousser jusqu'à 12 grammes par jour. »

Martin-Damourette, *notes manuscrites*.

« Tout le monde est d'accord sur l'opportunité de deux grands moyens hygiéniques ; la réduction de l'alimentation et l'augmentation de l'exercice musculaire ; en un mot la diminution de la recette et l'augmentation de la dépense, dont la résultante est la diminution de la richesse graisseuse de l'organisme.

1° L'attention doit se porter tout d'abord sur la quantité des aliments et des boissons.

On choisit de préférence les aliments azotés, soit les viandes faites de bœuf et de mouton pour les personnes d'une grande dépense musculaire, intellectuelle et hématique ; soit les viandes blanches de veau, de poulet, de poisson pour les gens d'une moindre dépense professionnelle ou autre.

Il ne doit entrer que très-peu de corps gras et modérément de substances féculentes dans le régime.

On s'abstiendra donc des viandes grasses de porc, oie, anguille, etc., du beurre, des olives, du lait, du chocolat, etc.

On mangera une quantité modérée de pain, réglée comme pour la viande de façon à faire perdre au corps graduellement de son poids, sans amener la souffrance de la faim.

Les pommes de terre et surtout les légumes secs ; les pâtisseries et les sucreries doivent être totalement proscrites, et il ne faut user que très-modérément du sucre.

Les légumes herbacés, asperges, chicorée et laitue, épinards, etc.;les ombellifères, surtout tels que le persil, le cerfeuil, le céléri qui sont diurétiques et amaigrissantes; enfin les fruits de la saison, riches en sels de potasse et acide organique, qui favorisent la combustion de la graisse et entretiennent la liberté du ventre et la régularité de l'excrétion biliaire, cutanée et urinaire, pourront entrer largement avec les viandes dans l'alimentation.

Parmi les condiments, le vinaigre et les acides, en proportion modérée, tempèrent la nutrition ; mais il faut en éviter l'excès, car ils la ruinent.

Le poivre, chez les sujets mous et lymphatiques, convient en proportion modérée.

Il en serait de même de quelques infusions aromatiques et amères (de rue, d'aristoloche ronde, d'absinthe, de sauge, de petite centaurée, de gentiane, de quinquina, etc.). Le choix des boissons et leur quantité importe au plus haut degré ; les boissons aqueuses doivent être aussi réduites que possible, car les gens disposés à l'obésité boivent beaucoup d'eau en même temps qu'ils sont avides de fécule.

C'est pourquoi je supprime la soupe que j'ai vu être une des causes principales d'engraissement chez beaucoup de dames, qui suivaient en dehors de cela un régime doux et s'abstenaient de condiments, surtout de poivre et regardaient le café comme un poison.

Ainsi donc le moins d'eau possible et pas de soupe ; tout au plus un petit consommé avec du bouillon complétement dégraissé et des pâtes de gluten, pour ne pas bouleverser le régime des personnes qui prétendent ne pouvoir se passer de potage.

Aux repas, le vin coupé avec une eau alcaline, eau Elizabeth de Cusset, qui est en même temps une des eaux de table les plus agréables, d'un goût très-rafraîchissant et permettant ainsi de ne pas boire beaucoup ; le cidre, dans les pays où il est la boisson ordinaire, riche en malate de potasse, et par suite amaigrissant.

A la rigueur les bières fortes, données par les entraîneurs anglais, en place de vin.

Par-dessus tout le café convient, pourvu qu'il soit fait par décoction à la façon arabe. D'abord il est rafraîchissant, sans doute par son action vaso-motrice, et sous ce rapport je le préfère froid.

Ensuite il aide les obèses à vaincre leur somnolence et leur torpeur pour se livrer à la pratique des exercices du corps qui leur répugne tant.

J'ai guéri plusieurs dames stériles par obésité, simplement par la suppression de la soupe et des pâtisseries, en un mot par le régime sec et le café joint à un exercice modéré.

Il faut se défier de tout bouleverser dans l'hygiène du patient ; les modifications graduelles dans les habitudes produisent un résultat peut-être plus sûr et qui n'a que l'inconvénient d'être moins rapide. »

« 2° L'exercice musculaire, l'activité physique est le second modificateur auquel il faut s'adresser. »

«Il importe peu sous quelle forme on pratique l'exercice musculaire ; cela dépend beaucoup des habitudes et du milieu dans lequel on se trouve. »

« Un des modes d'exercice auquel on fait le moins d'attention, et qui pourtant n'est pas le moins efficace, c'est l'exercice de la parole, à ce point que je connais un certain nombre de personnes maigres à un degré non physiologique, chez lesquelles il m'a été impossible de trouver d'autre cause que l'inépuisable manie de parler. »

« A côté des exercices musculaires, je ne fais que citer la pratique du coït, un peu basée sur le dicton « bon coq ne fut jamais [gras », qui est d'une appréciation fort difficile et d'une prescription encore plus délicate. Je crois qu'il n'y a pas lieu de s'en préoccuper. »

3° Les soins de la peau et en général les excrétions méritent une attention toute particulière.

La peau, éliminant beaucoup de graisse et d'eau, il y a lieu de favoriser son fonctionnement par l'exercice musculaire, aidé, si on le veut, des frictions et surtout des pratiques hydriatiques.

Les bains froids, les douches froides et les bains de mer, surtout avec natation plus ou moins prolongée, conviennént parfaitement contre l'obésité.

Outre la dépense que nécessite la réaction de chaleur, il y a, dans le cas de la natation en mer ou dans l'eau douce, un facteur de dépense musculaire considérable.

Il en est de même de la douche froide, prise à la suite des exercices corporels, où l'activité de la circulation de la peau prédispose à l'action excitante de l'eau froide pour provoquer la réaction de chaleur et de force, et finalement de dépense ou de réduction. »

« Il est à peine besoin d'ajouter que l'on évitera les bains tièdes autrement que pour les soins stricts de propreté et qu'alors ils seront additionnés de 200 grammes de carbonate de soude pour débarrasser la peau des détritus épidermiques et des matières sébacées et salines qui peuvent entraver ses fonctions liées à la régularisation de la dépense.

Les bains de vapeur qui provoquent souvent la suffocation et les congestions cérébrales, les médicaments sudorifiques doivent être rejetés pour faire place aux modes de sudation par l'exercice, les frictions et les pratiques hydrothérapiques. »

Martin-Damourette, *notes manuscrites.*

« Les purgatifs employés empiriquement chez les obèses déterminent une double hypercrinie biliaire et séreuse, on dit même séro-graisseuse dont l'action amaigrissante a été observée quand elle n'était pas le but, et qui par conséquent est incontestable ; d'où les succès de la scammonée, des sels neutres alcalins et en particulier de la crème de tartre chez les anciens (la crème de tartre agissant ensuite comme modificateur alcalin), et particulièrement la magnésie.

Il me semble que les purgatifs ne conviennent qu'au début de la cure de réduction, afin de lui imprimer une certaine rapidité qui rendra le malade plus apte aux exercices corporels et aux autres pratiques qu'il doit s'imposer.

Une eau minérale purgative, prise le matin à jeun, pourrait suffire.

On trouve aussi dans les moyens vantés par l'empirisme contre l'obésité, des diurétiques qui sont en même temps vaso-moteurs et plus ou moins fondants ou résolutifs. Tels sont le nitre, le sel végétal, la crème de tartre, la teinture de scille, prise le matin à jeun, la rue, l'absinthe, la sauge, le persil, etc.

Il n'est pas douteux que la diurèse ne spolie l'organisme non-seulement de l'eau, mais encore de l'urée et des principes extractifs.

Le groupe des médicaments altérants a été largement

mis à contribution pour combattre l'obésité, en amoin-
drissant la nutrition comme c'est son rôle.

Dans ce groupe se rangent :

1° Les alcalins ;

2° Les iodiques ;

3° Les acides ;

Les alcalins.

On emploie empiriquement contre l'obésité un grand
nombre de substances dont le caractère commun est l'al-
calinité ; et comme elles ont été choisies d'après des vertus
supposées fort différentes et d'après des théories parfois
opposées, il est clair qu'il a fallu que leur efficacité s'im-
posât au moins attentif, pour qu'elle fût universellement
admise comme elle l'est aujourd'hui.

La médication alcaline de l'obésité a été faite par la
liqueur de potasse, les bicarbonates alcalins, de potasse
et de soude, l'eau de chaux, les eaux minérales alcalines
simples ou chlorurées, telles que Vichy, Carlsbad, etc.

La cendre de vipère, le savon 1 à 3 onces par jour dans
du lait, les sels de potasse et de soude à acides végétaux,
qui par oxydation se convertissent en bicarbonates alcalins dans l'économie, tels que l'acétate de potasse, les tartrates de potasse et de soude et par suite la cure de raisin ;
les lactates alcalins et par conséquent le petit-lait, enfin
les fruits riches en citrate de potasse tels que le citron (et
la limonade), en malate de potasse tels que les pommes
(et le cidre) qui, en raison de leur saveur acide, ont souvent été considérés comme agissant à la façon des acides, mais en réalité agissent en qualité de bicarbonates
alcalins en lesquels ils se transforment.

Le fait que l'usage prolongé de l'eau de Vichy et surtout l'usage abusif des bicarbonates alcalins produit la
cachexie avec amaigrissement, est incontestable. Les inter-
prétations de ce fait ont beaucoup varié.

Chevreuil a montré que l'oxydation des matières organiques est plus rapide et plus complète, nous ne disons pas plus abondante, dans un milieu alcalin que dans un milieu neutre comme l'eau et surtout acide.

De là l'explication des succès de la médication alcaline contre l'obésité et le diabète en favorisant la combustion de la graisse et du sucre, et contre la diathèse urique en favorisant l'élimination des matières azotées en plus grande proportion à l'état d'urée et en moins grande proportion à l'état d'acide urique.

De fait, les alcalins diminuent la proportion totale de matières azotées éliminées par l'urine, mais ils font prédominer la quantité d'urée sur celle des urates plus qu'à l'état normal.

Il ne faut pas s'étonner que la quantité totale des matières azotées brûlées dans l'économie soit diminuée par les alcalins ; cela dépend de ce que ceux-ci ont pour effet initial d'abaisser le chiffre des globules rouges du sang qui sont les vecteurs de l'oxygène.

Mais on vient de voir par l'examen des urines que si les alcalins diminuent la combustion totale, ils en activent le degré, et c'est là probablement un des éléments du succès du régime alcalin contre la goutte et la gravelle urique.

Mais le fait chimique mis en lumière par Chevreuil ne me paraît pas devoir rendre compte de la diminution de l'obésité et la glycosurie par le régime alcalin, puisque celui-ci, tout en rendant les combustions plus complètes, en diminue la quantité.

Je suis porté à penser que les alcalins agissent moins en favorisant la destruction de la graisse et du sucre qu'en en diminuant la formation par nutrition ou par dédoublement des principes organiques.

C'est ainsi que Lehman a constaté une diminution de la sécrétion biliaire sous l'influence des alcalins, ce qui, par parenthèse, explique assez bien les bons résultats des eaux minérales alcalines contre la polycholie, l'ictère et d'autres maladie du foie.

Mais j'ai fait remarquer depuis longtemps que la formation de la bile et celle de la matière glycogénique sont parallèles et paraissent provenir d'un même dédoublement des albuminoïdes ; il ne faut donc pas s'étonner de voir diminuer le travail glycogénique du foie et par suite, la glycosurie parallèlement à la diminution de la bile et de la polycholie morbide.

Or la graisse est aussi un produit de dédoublement organique et il ne me répugne pas d'admettre que ce phénomène nutritif ne soit entravé par les alcalins dans le même sens que le dédoublement glycogénique.

Les alcalins, on le voit, sont essentiellement des modificateurs de la nutrition, ce qu'on a souvent qualifié du nom d'altérant.

Des acides.

Tout le monde sait que quelques jeunes filles, ayant pris des verres de vinaigre à jeun, pour se donner le teint et la taille aristocratiques, en un mot se faire maigrir, y ont souvent réussi jusqu'au point d'amener une maigreur squelettique et même la mort par inanition.

Les acides sont tempérants, c'est-à-dire qu'ils modèrent la chaleur et la sueur, ce qui pourrait s'expliquer par la loi de Chevreuil.

Mais pour arriver à maigrir sous l'influence du vinaigre simple ou scillitique et des acides, il faut employer ces substances en grand excès, et alors elles commencent par altérer profondément les fonctions digestives, pour porter ensuite atteinte à la nutrition, et cela, parfois, d'une façon irrémédiable.

On ne peut donc songer à opposer à l'obésité une cure de réduction par les acides.

L'iodure de potassium, qui est un agent désassimilateur,

devrait également être poussé jusqu'à dose cachexiante
pour produire l'amaigrissement et on ne peut se dissimu-
ler que c'est là un véritable danger. »

Voici le système dit de Banting ; je traduis ici la bro-
chure de l'auteur :

« A letter on corpulence, addressed to the public by
William Banting. Fourth edition, London, 1874, p. 8. »

« Déjeûner : 9 heures du matin avec cinq ou six onces
de bœuf, mouton, rognons, poisson grillé, lard fumé
(bacon) ou de viande froide quelconque, sauf porc ou veau ;
une grande tasse de thé ou de café, sans sucre, sans lait,
un peu de biscuit ou une once de pain grillé (dry toast) ;
en tout six onces de nourriture solide, neuf onces de
liquide.

Dîner : 2 heures du soir avec cinq ou six onces de poisson quelconque, excepté saumon, hareng ou anguille, ou
un même poids de viande quelconque exceptés porc et
veau, un légume quelconque excepté pommes de terre,
panais, betterave, navet et carrotte ; une once de pain
grillé, du fruit d'un pudding non sucré, de la volaille ou
du gibier et deux ou trois verres de bon vin rouge : Xérès,
ou Madère (Champagne, Oporto et Bière sont défendus) ;
en tout dix à douze onces de nourriture solide et dix
onces de liquide.

Thé : 6 heures du soir avec deux ou trois onces de fruit
cuit, un échaudé (rusk) ou deux et une tasse de thé sans
lait, sans sucre ; en tout, de deux à quatre onces de nourriture solide et neuf onces de liquide.

Souper : 9 heures du soir avec trois ou quatre onces de
viande ou de poisson, comme à dîner, un verre ou deux
de vin rouge ou de Xérès coupé avec de l'eau : en tout
quatre onces de nourriture solide et sept onces de liquide.

A l'heure du coucher, au besoin, un grog de genièvre,

de whisky ou d'eau-de-vie sans sucre ; ou un verre ou deux de vin rouge ou de Xérès.

Avec ce régime je dors de six à huit heures, d'un sommeil profond.

Au pain grillé du déjeûner je joins habituellement une cuillérée à bouche d'un spiritueux quelconque.

Pendant la première année du traitement je prenais chaque matin à mon lever une cuillerée à bouche d'une solution alcaline, dont je me sers rarement à présent. »

Id., p. 12. « Voici les résultats de mon expérience : depuis vingt-six ans je ne me suis jamais mieux porté qu'à l'heure actuelle.

Je n'ai nullement été éprouvé par ce régime.

Ma ceinture a diminué de treize pouces et mon poids de cinquante livres (anglaises).

Je puis faire moi-même ma toilette sans aucune assistance.

Je suis guéri d'une hernie ombilicale.

La vue et l'ouïe sont excellentes en raison de mon âge. »

Id., p. 13. « Voici les réductions progressives de mon poids :

1862	26 août.....	202 livres (anglaises).	
—	7 septembre.	200	—	—
—	19 octobre...	193	—	—
—	9 novembre.	190	—	—
—	3 décembre.	187	—	—
—	24 —	184	—	—
1863	14 janvier...,	182	—	—
—	4 février....	180	—	—
—	25 —	178	—	—
—	18 mars.....	176	—	—
—	8 avril.....	173	—	—
—	29 —	170	—	—
—	20 mai.......	167	—	—
—	10 juin......	164	—	—
—	1er juillet...	161	—	—

1863	22 juillet....	159 livres (anglaises).	
—	12 août.....	157 —	—
—	26 —	156 —	—
—	12 septembre..	156 —	—

Perte totale de poids en douze mois 46 livres ; depuis j'ai perdu 4 livres. »

CHAPITRE IX

HYGIÈNE

Hippocrate, t. VI, p. 77, trad. Littré. « 4. *Du régime à suivre pour perdre ou gagner de l'embonpoint.* — Les gens gros et tous ceux qui veulent devenir plus minces, doivent faire à jeun toute chose laborieuse, et se mettre à manger encore essoufflés par la fatigue, sans se rafraîchir, et après avoir bu du vin trempé, et non très-froid : leurs mets seront apprêtés avec du sésame, des douceurs et autres substances semblables, et ces plats seront gras ; de cette façon on se rassasiera en mangeant le moins, mais en outre on ne fera qu'un repas, on ne prendra pas de bain, on couchera sur un lit dur, on se promènera nu autant qu'on le pourra.

Ceux, au contraire, qui, de minces, veulent devenir gras, doivent faire tout l'opposé de ce que je viens de dire, et n'exécuter à jeun aucune chose laborieuse. »

Celse, trad. de M. des Etangs, p. 45. « Le vieil Hippocrate s'exprime ainsi : « Les frictions énergiques durcissent la fibre ; légères, elles la ramollissent ; continuées longtemps, elles font maigrir ; faites avec modération, elles engraissent. Par conséquent, il est bon de s'en servir pour fortifier les organes relâchés, rendre de la souplesse à ceux qui sont trop fermes, dissiper un état de plénitude devenu nuisible, ou donner du corps aux sujets grêles et sans vigueur. »

Maccary, loc. cit., p. 36 et seq. « Il est également reconnu que la compression empêche le développement des parties, ainsi que l'obésité.

Les hommes du Nord,qui en général se'servent de bottes pour se garantir de l'humidité et des boues, sont le plus souvent presque privés de mollets, et s'ils se servent de pantalons étroits, leurs cuisses sont plus maigres et plus minces.

Il est ainsi autrement chez les femmes, car eu égard à leur taille, leurs mollets et leurs cuisses sont bien plus développés et plus gras que dans l'homme, et comme un pied fort petit est pour elles un agrément, elles font usage de souliers étroits, ce qui leur procure cette beauté.

Les frères mendiants, qui ne chaussent que de larges sandales, sans même faire usage de bas, et qui portent de larges caleçons et un habit largement noué au-dessous de la poitrine, ont un bas-ventre prononcé, des cuisses et des mollets très-développés,leurs pieds sont aussi très-larges.»

(A ce propos, voir Rabelais, édition variorum, Paris, MDCCCXXIII, livre II, chap. XVI, Pantagruel, p. 413.)

Id., p. 38. « Avant qu'on connût l'usage des bretelles, les hommes, pour soutenir leurs culottes, étaient forcés de serrer fortement leur bas-ventre, et le nombre des obésités abdominales était moindre qu'aujourd'hui.

Cette espèce d'obésité sera encore fort rare chez les femmes qui,pour soutenir ou augmenter leurs seins,ont adopté une nouvelle espèce de buscs,qui compriment la partie antérieure du bas-ventre ; mais en les préservant de l'obésité ventrale, ils entraînent d'autres maladies, bien plus dangereuses que l'obésité. »

Bull. gén. de thérap., 1864, t. LXVI, p. 481. « Nous empruntons à un article dû à la plume de M. le docteur Ed. Smith (*Lancet*, 14 et 21 mai 1864) les données suivantes :

« Il est positif que, dans un grand nombre de cas, la rapidité avec laquelle l'excès de la corpulence a été réduit et la violence des remèdes employés ont fait tomber le

volume du corps au-dessous de son type naturel, ont jeté
le trouble dans l'équilibre des fonctions, considérablement amoindri la puissance du cœur et le pouvoir d'assimilation, en diminuant la tonicité générale de l'organisme, amené une faiblesse générale actuelle et préparé
pour l'avenir les fondements de maladies sérieuses.

Il est, en effet, des sujets qui ont le ventre proéminent
sans éprouver d'ailleurs aucune sensation de gêne et
d'accablement résultant du volume du corps, tandis que
d'autres, outre la proéminence de l'abdomen, sont incom-
modés à un degré plus ou moins prononcé par une obésité générale. Ces deux catégories de sujets ne sauraient
être, sans inconvénients sérieux, soumis à des moyens
de traitement identiques.

« A. La grosseur du ventre, avec volume modéré du
reste du corps, est beaucoup plus souvent due à une distension des intestins qu'à un dépôt exagéré de graisse.

« Un homme distingué par ses talents et sa position
dans le monde, de haute taille, de large et puissante
structure, d'une corpulence modérée, mais ayant le ventre
très-gros, prit tous les jours un bain turc pendant un mois,
et en même temps réduisait son régime journalier à une
livre (453 grammes) d'aliments solides, qui, tout compte
fait, ne contenaient pas quatre onces de carbone. Il avait
obtenu une diminution rapide du volume de l'abdomen
et de tout le corps, au point qu'en pinçant la peau des
bras on pouvait y former des plis de trois pouces ; il avait
en même temps perdu son teint, sa force, son appétit, son
entrain ; la pâleur des lèvres, des gencives, de la langue,
témoignait du degré auquel était porté l'appauvrissement
du sang.

« Ainsi, il avait trouvé un remède efficace contre la
corpulence, et, en le continuant, il n'eût pas tardé à le
trouver également efficace contre tous les maux de la vie.

« Quel devait être le traitement dans un cas de ce genre ?

1° Entretenir la liberté du ventre au moyen d'un léger apéritif tous les deux jours, et d'un purgatif plus actif une fois par semaine ;

2° Diminuer la quantité des aliments farineux, et, au besoin, augmenter celle des aliments animaux ;

3° Cure de la dyspepsie ;

4° Favoriser l'assimilation et accroître la tonicité générale ;

5° Large exercice corporel.

« B. Quand c'est une obésité générale que l'on a à traiter, il est nécessaire d'avoir présentes à l'esprit les circonstances suivantes :

1. « L'excès du volume est dû à la présence de liquides aussi bien qu'à la graisse.

« Même lorsqu'un accroissement rapide semble être dû à la graisse, il y a lieu de remarquer que les personnes grasses diffèrent extrêmement sous le rapport de la fermeté de leurs chairs, et que beaucoup ont le teint pâle, une apparence molle et flasque, avec peu de résistance des chairs à la pression, un état de santé manifestement peu solide.

« Dans de tels cas, la marche à suivre consiste à enlever au corps son excès de liquide et en même temps à améliorer la nutrition sans diminuer la quantité d'aliments.

La soustraction des parties liquides en grande quantité se fait par la peau d'une manière et plus prompte et plus sûre, étant dans ce cas accompagnée d'une moindre proportion de matériaux solides, tandis qu'un flux abondant d'urine s'accompagne presque constamment d'une augmentation dans l'excrétion de l'urée, le produit de la désassimilation nutritive. En outre, cette soustraction s'effectue avec plus de facilité par la voie cutanée, par ce fait que nous sommes en possession d'une influence plus certaine et plus grande sur l'action de la peau que sur celle des reins.

« Quant à déterminer l'élimination de l'excès des liquides par la voie rénale, c'est une tentative qui peut être suivie de résultat ; mais il est important de n'y pas insister longtemps, car l'on s'exposerait à voir survenir une affection des reins et un trouble dans l'équilibre général de la circulation.

« II. Quand il y a réellement excès dans la proportion du tissu adipeux, ce qu'on doit avoir en vue, c'est, d'une part, de réduire l'usage des substances qui fournissent à la sécrétion de la graisse, de manière que cette sécrétion reste un peu au-dessous des besoins journaliers de l'économie ; et, d'autre part, par l'accroissement de l'exercice musculaire, d'augmenter l'activité de la fonction respiratoire, ainsi que la quantité des aliments comestibles venus du dehors étant insuffisante, la graisse en dépôt puisse être résorbée et consumée.

« *Il est essentiel d'avoir présent à l'esprit qu'à mesure que la graisse mise en réserve dans l'organisme aura été dépensée, le temps viendra où il sera nécessaire d'augmenter la ration alimentaire.*

« L'exercice musculaire est un moyen d'action presque aussi puissant que l'abstinence ; mais dans l'emploi de ce moyen nous devons procéder par degrés lentement progressifs, et ne *jamais le pousser jusqu'aux limites de l'affaiblissement de l'action cardiaque, et de l'épuisement général.*

Le traitement doit être conduit d'une manière lente, mais avec fermeté pendant un certain nombre de semaines ou de mois, sans s'en départir en aucun cas.

L'état de la santé et de la force corporelle doit être surveillé de temps en temps, et à mesure que le volume du corps diminue, le régime alimentaire doit être augmenté. »

« Si le malade ne se plaint que de l'augmentation du volume du ventre, il ne sera pas nécessaire, et il ne serait pas sûr, de diminuer matériellement la quantité d'aliments ; mais en veillant aux évacuations, à la digestion, à la réduction de la quantité des aliments *féculents*, à l'abstinence de boisson, à l'élimination par la peau, on amènera les résultats désirés. Quand, en même temps que le volume du corps, on voit les tissus perdre et s'atténuer, il est essentiel de soutenir la force au moyen d'aliments azotés abondants et d'une petite quantité de vin, en même temps que l'on poursuit l'élimination des liquides par un exercice actif et l'usage du bain d'air chaud *suivi de douches froides*. »

« Quand, avec l'obésité, il y a une forte et vigoureuse constitution, on est autorisé à appuyer sur la diminution de la quantité des aliments et l'augmentation de l'exercice musculaire. Dans ce cas, c'est la viande de boucherie qui devra fournir la plus grande proportion du régime alimentaire, et une forte réduction sera faite sur les aliments farineux. » « *La bière et les liqueurs spiritueuses devront être évitées.*

« Il n'est pas possible de fixer la proportion des diverses espèces de substances alimentaires qui pourraient convenir dans tous les cas, mais nous donnons deux exemples qui pourront servir de guide : ration correspondant à 7 1\[2 onces de carbone ; viande de boucherie (sans os) crue, 12 onces ; pain, 6 onces ; sucre, 1\[2 once ; beurre, 1 once ; légumes, 4 onces ; lait, 1\[4 de pinte.

Ration correspondant à 5 onces de carbone : viande de boucherie (sans os) crue, 10 onces ; pain, 3 onces ; pain de gluten, 4 onces ; légume frais, 2 onces ; sucre, 1 once.

Le dernier de ces deux régimes exigera beaucoup de

courage et de volonté de la part du malade, et de celle du médecin une constante surveillance, la quantité d'aliments qu'il comporte n'étant pas équivalente aux besoins journaliers de l'économie, même pour un homme de petite taille. »

« La durée du sommeil ne doit pas excéder six ou sept heures par jour, aussi longtemps que l'économie pourra s'en accommoder ; *en aucun cas, le malade ne doit se permettre le sommeil dans le milieu du jour.*

L'expérience des médecins montre qu'il est de beaucoup plus aisé de régler une méthode de traitement propre à combattre l'obésité, que d'obtenir du malade de s'y soumettre. »

« Mokricki de Modlin [Pamietnik tow. leh. Warsz., III, 328, 342], *Anal. in Canstatt's Jahresb.*, 1873, Bd. I, p. 407).
— « Emploi du régime lacté exclusif contre l'obésité : deux cas avec journal, où sont notés quotidiennement le poids du corps, la quantité de lait absorbé, la quantité d'exercice corporel et les proportions de matière fécale et d'urine rendues.

Résultat excellent dans les deux cas : dans le premier cas, le poids du corps s'est abaissé de 389 1[4 livres à 362 livres en quinze jours ; dans le second cas, de 341 livres à 325 en sept jours. »

« Béni-Barde, *Traité d'hydrothérapie*, p. 373 et seq. Paris, 1874.

« Il existe en hydrothérapie deux méthodes de traitement contre l'obésité. L'une d'elles consiste dans l'usage exclusif des sueurs forcées ; l'autre dans l'emploi des douches froides précédées de temps en temps d'une sudation ou d'un simple réchauffement.

La première compte à son actif quelques succès ; mais elle ne peut être continuée longtemps sans jeter une grande perturbation dans l'organisme ; elle est même parfois inapplicable, et nous l'avons vue souvent échouer complètement.

La seconde, dans laquelle les applications froides jouent le principal rôle, est plus facile à suivre longtemps, plus commode à appliquer et plus efficace. Nous n'hésitons donc pas à lui donner la préférence. »

« Une jeune femme, fille de goutteux, présenta quelque temps après son mariage les symptômes de l'anémie la mieux caractérisée. On lui donna du fer, du quinquina, du vin généreux, des toniques de toute sorte ; on lui conseilla d'habiter la campagne, et, six mois après, la santé de la jeune femme était devenue très-florissante. Au commencement de l'automne qui suivit cette guérison, la malade fut atteinte d'un léger accès de goutte qui dura peu de temps et qui ne fut pas très-douloureux. On suspendit dès lors l'emploi des toniques, on modifia l'alimentation, on administra de la lithine, du benzoate de soude ; à partir de ce moment la jeune femme engraissa considérablement et présenta très-rapidement un embonpoint énorme. On n'osa plus insister sur les toniques pour ne pas réveiller la goutte menaçante, et l'hydrothérapie lui fut conseillée. — Elle suivit ce traitement pendant trois mois consécutifs : elle prenait tous les matins et tous les soirs une douche froide générale en pluie et en jet, faisait des exercices corporels de tout genre, dormait peu et mangeait des aliments azotés. On put bientôt constater une diminution sensible de l'embonpoint. Pleine de confiance dans le traitement entrepris, elle voulut le continuer chez elle, ce qu'elle fit pendant deux ans avec une très-grande régularité. Son obésité a complètement disparu, et depuis lors, il y a de cela plus de huit ans, la jeune femme n'a pas eu d'autres accidents.

Dans ce cas, la douche froide pure et simple a fait tous les frais de la guérison qui ne se serait pas probablement maintenue si la jeune femme n'avait pas eu la constance de continuer pendant environ deux ans. Cette continuité dans l'application de ce traitement est une des conditions du succès.

Dans quelques circonstances, et principalement quand la transpiration quotidienne est faible, on se trouvera bien de soumettre les malades à une application de calorique avant la douche; mais il faut éviter de condamner le patient à des transpirations exagérées.

On recommandera aussi de ne pas boire une grande quantité d'eau; car, si cette boisson a la propriété d'activer les sécrétions, elle a le triste privilége de favoriser l'engraissement.

L'obésité peut n'être que partielle, l'accumulation de graisse siégeant particulièrement dans les parois de l'abdomen, les épiploons et le mésentère. Dans ces conditions en apparence bénignes, il peut se faire que les digestions deviennent laborieuses, que la respiration soit gênée par le refoulement du diaphragme du côté de la poitrine, et qu'il se produise des troubles circulatoires par la compression des gros vaisseaux dans la cavité abdominale. Dans ces cas, on se trouvera bien de joindre à l'hydrothérapie des pratiques de massage.

Quelquefois l'obésité se complique de troubles sérieux du côté du cerveau et du cœur; il faut alors faire des applications froides de courte durée, afin de ne provoquer qu'une légère stimulation de l'organisme qui ne répondrait qu'incomplètement à l'attaque par le froid, si cette attaque était ou trop forte ou trop prolongée. »

De l'embonpoint et de l'obésité, par le D‍ʳ Bertrand. Paris, 1875, p. 9 et seq.

« Un énorme milord, du poids de 495 livres, jeune encore, et qui avait essayé de tous les remèdes contre sa monstrueuse obésité, rencontra par hasard dans une société de Londres un médecin français. La première question qu'il lui adressa fut pour s'informer si ce savant ne connaissait point un remède contre la maladie qui l'affligeait.

C'est précisément ma spécialité, répondit le docteur ; depuis longtemps j'ai borné ma pratique à engraisser ou à dégraisser les personnes qui m'accordent leur confiance. »

« Sur l'affirmation du médecin, que trois mois de traitement suffiraient, le milord se livra avec confiance au docteur, qui l'accompagna dans un village de Bretagne, où il le remit entre les mains d'un paysan, auquel il laissa ses instructions.

Les trois premiers jours, milord mangea peu ; les aliments qu'on lui offrait ne pouvant convenir à un estomac habitué comme le sien aux mets délicats ; le quatrième jour, il fut forcé d'accepter ce qu'il avait refusé la veille. Après cinq jours, le paysan lui dit :

« Mon ami, tout le monde travaille ici pour gagner sa pitance ; vous travaillerez comme les autres, car je ne veux point nourrir une bouche inutile. Si vous ne travaillez pas de bonne volonté, on vous y contraindra par la force ; je vous ai acheté 100 schellings à votre conducteur, vous êtes ma propriété pour trois mois. »

L'Anglais, d'abord stupéfait, entra en fureur et se récria contre ce qu'il taxait de guet-apens infâme. Il eut beau s'agiter, jurer, protester, ce qui fut très-inutile ; trois vigoureux paysans se saisirent de son énorme personne et, lui ayant mis un fouet en main, l'entraînèrent dans une immense prairie, où sa tâche fut de garder le bétail.

Au bout de trois semaines, on l'arma d'un lourd maillet, et il dut aller briser les mottes derrière la charrue. Pendant ce pénible travail, son corps ruisselait comme une fontaine ; il suait à arroser les sillons, et à l'heure des repas, on lui donnait pour le réconforter un morceau de pain noir frotté avec de l'ail ; dix jours de *maillet* rédui-

sirent son corps à la moitié du poids primitif. On le fit
passer ainsi d'un travail à un autre, demandant toujours
une plus grande dépense de force musculaire.

Après trois mois d'une vie si rude, notre milord avait
les mains et les pieds calleux, le visage bronzé, osseux;
son ventre avait disparu; les bourrelets graisseux de sa
poitrine s'étaient fondus; ses bras, naguère gros et ronds
comme des colonnes, montraient leurs saillies tendi-
neuses; il était redevenu homme. »

Wadd, *Comm. on corp.*, loc. cit., p. 26 et seq.

« Le roi de Perse a un officier chargé de surveiller la
taille de ses sujets et qui s'appelle « Formæ corporis es-
timator »; ses fonctions consistent à mesurer et à indiquer
un régime à ceux qui sont obèses.

Nous avons dans ce pays, en certains endroits à la
mode (fashionable places), un « arbiter elegantiarum », mais,
malheureusement, l'application de la « ceinture régula-
trice » (regulation girdle) ne fait pas partie de ses fonctions. »

Wadd, *Com. on corp.*, p. 85. « Il y a eu plusieurs moyens
ingénieux pour maintenir les gens dans des limites rai-
sonnables lorsqu'ils assistaient à de grands repas.

La modération et la tempérance, suivant l'aveu du
Dr Johnson, « n'étant pas une vertu facile. »

Il était d'habitude sous le règne de quelques empereurs
de Constantinople, pendant qu'ils étaient assis sur leur
trône et recevaient les hommages du peuple, qu'un maçon
vînt leur présenter un choix d'échantillon de marbres et
priait l'auguste personnage de désigner la qualité qui
devait servir à son tombeau.

A l'exemple de ces autorités anciennes, un gastro-
nome moderne se faisait présenter son soulier de goutte
(gouty shoe), comme avertissement, entre le premier et
le second service.

L'importance de l'exercice est préconisée en même temps par les écrivains anciens et modernes.

La danse a été recommandée.

Mead avait un maître de danse dans ses vieux jours et l'illustre Scaliger a exécuté la danse pyrrhique (Saltatio Pyrrhica) devant l'empereur Maximilien, « *non sine stupore totius Germaniæ.* »

A cheval l'on peut prendre plus d'exercice dans un temps plus restreint ; à côté de cet exercice il y a *l'équitation sur un long bâton,* qui a été fortement recommandée (« equitare in arundine longâ »), *comme dit le savant Scriblerus,* et qui a par occasion produit des merveilles. »

Id., p. 61. « Pour observer ce juste milieu, au sujet de la quantité d'aliments, qui peut le mieux conduire à un état de santé de l'estomac, il faut non-seulement de l'attention mais de la résolution.

Le quantum (the how much) doit être déterminé par chaque individu : ceux qui peuvent s'arrêter à la première sensation de satiété et résister aux demandes de l'appétit, ont fait de grands progrès dans l'art de guérir bien des indispositions chroniques, de regagner la santé et de la conserver.

« Apprends à suivre la nature qui ne se trompe jamais, car le *quantum sufficit* est sa juste dose.

> « Unerring nature learn to follow close,
> For quantum sufficit is her just dose. »

Id., p. 59. « Au temps de la reine Elizabeth le déjeuner pour « milord et milady » se composait de « une demi-échine de mouton, ou bien d'une échine de bœuf bouilli », et les enfants avaient « un poulet, ou bien trois os de mouton bouilli, avec une certaine quantité de bière et de

vin. » (In queen Elizabeth's time the breakfast for « my
lorde and my lady » consisted of half a chyne of mutton,
or ells a chyne of beef boiled »; and the children had « a
chikynge, or ells three mutton bonys boiled, with certain
quarts of beer and wine. »)

CHAPITRE X.

J'ai voulu me rendre compte de ce qui constitue exactement le système d'entraînement en usage chez les ama-
teurs de jeux athlétiques en Angleterre. Je me suis
adressé à M. Frédérick Symes (de Barnes), fort connu de
tous les canotiers de la Tamise, et qui jouit d'une réputation sans seconde pour son expérience, son habileté, et son
excellent jugement pour tout ce qui regarde l'entraînement.

M. Symes a bien voulu entreprendre mon entraînement personnel pendant le court espace de temps que
j'avais à ma disposition (11 jours). Les résultats n'ont
pas été bien remarquables comme diminution de poids,
mais j'ai gagné considérablement en force musculaire,
résistance à la fatigue et bien-être général.

M. Symes insiste beaucoup sur l'avantage de tenir l'entraîné en bon état moral, et selon son expression « *à l'amuser
autant que possible*, afin *qu'il fasse énormément de travail
sans s'en apercevoir, et ainsi de faire d'une course d'entraînement plutôt un plaisir qu'une besogne désagréable.* » Dans
ce but, il l'amène aux courses de chevaux, aux régates, etc.,
et lui fait faire les plus agréables promenades à travers les
parcs qui abondent aux environs de Londres, et sur les
bords de la Tamise.

M. Symes soutient avec énergie la théorie de la *graisse
interne (internal fat)*, dont parle Maclaren, et s'appuie sur
des faits dans le genre de l'exemple suivant qu'il m'a communiqué ; il s'agit de l'entraînement d'un nommé Sadler,

canotier vainqueur de la Tamise. « Il fit une course de six milles, presque au pas gymnastique (déperdition de *quatre livres*), lui qui n'était pas habitué à l'exercice violent, qui fait disparaître la graisse interne. Ce fut ainsi, dans ce cas, car il ne perdit pas une demi-livre de *graisse externe (external fat)*. Il en fut fort inquiété et ne pouvait comprendre cette perte subite de poids ; *on le pesa avant et immédiatement après sa promenade sur la même balance.* » M. Symes recommande surtout une grande sobriété en fait de liquides, autant pour l'eau que pour d'autres boissons, dans la période d'entraînement. Pendant les courses dites de déperdition (wasting), il permet de sucer le jus d'un citron, ce qui est d'un grand soulagement, comme j'ai pu le juger moi-même.

Le compte-rendu de l'entraînement de *J. G.* que je reproduis avec détails donnera une idée exacte du régime général qu'enjoint M. Symes, qu'il varie, bien entendu, selon les capacités, la constitution et l'état physique de l'individu en entraînement.

J... G..., boucher, âgé de 25 ans, taille, 5 ft, 9, poids, 210 livres (anglaises), très-corpulent, gros mangeur, petit buveur ; système musculaire très-developpé, mais masqué par la couche de tissu adipeux sous-cutané.

Manière de vivre antérieure à l'entraînement :

Il se levait de quatre à cinq heures du matin, déjeunait à sept heures du matin de pain, beurre et thé, travaillait à son métier jusqu'à une heure, dînait avec une livre et demie de viande, des légumes et du pain en quantité proportionnée, buvait une pinte de bière ou d'eau ; dormait de deux à trois heures ; travaillait à son métier jusqu'à cinq heures ; lors, il prenait du thé avec pain et beurre ; reprenait son travail jusqu'à huit heures, du soir ; à huit heures un souper copieux de viande, pain et beurre ; se couchait à dix heures.

Il commença son entraînement le 1er avril et le continua pendant six semaines.

Voici son régime :

1er *jour.* — Se lever à six heures du matin, prendre 40 grammes de sulfate de magnésie, se promener doucement pendant une demi-heure.

Huit heures du matin : déjeuner composé d'une côtelette de mouton ou d'un beefsteak, de cresson, une demi-pinte de thé avec un peu de lait et de sucre, petite quantité de pain sec ou pain grillé.

De neuf heures du matin à midi, se promener à la vitesse de 3 milles par heure.

Une heure après-midi : dîner composé de bœuf ou mouton (maigre) rôti, saignant ou bien cuit selon le goût, légumes verts, trois quarts de pinte de vieux ale, pain rassis en petite quantité.

De deux heures à quatre heures après-midi, se promener à la vitesse de 3 milles par heure.

Cinq heures après-midi, demi-pinte de thé, pain sec ou pain rôti, deux œufs crus dans le thé, ou deux œufs à la coque peu cuits.

De six heures à huit heures du soir : se promener à la vitesse de 3 milles par heure.

Neuf heures du soir : souper, demi-pinte de vieux ale avec un morceau de pain sec; se promener doucement pendant une demi-heure ;

Dix heures du soir : se coucher.

Même régime continué pendant trois jours.

4 *avril.* — Se lever à six heures du matin ; se promener doucement pendant une demi-heure ;

Huit heures du matin : déjeuner comme avant ;

Dix heures du matin : s'habiller de plusieurs habits complets de flanelle pour la déperdition (*wasting*); marcher *pendant deux heures aussi rapidement que possible et ensuite*

prendre une douche immédiatement en rentrant, la transpi-
ration étant à son maximum. Un petit verre de vin de
Xérès ou un quart de pinte de vieux ale, si la soif est
insupportable.

Une heure trente minutes après-midi : dîner comme
avant ;

Deux heures trente minutes à quatre heures après
midi : se promener assez rapidement (3 milles par heure).

Quatre heures après-midi : Ramer 2 milles ;

Cinq heures trente minutes : thé comme avant.

5 *avril.* — Résultat de la course de déperdition : *perte
de poids, huit livres (anglaises).*

Exercice avant déjeuner, déjeuner comme aux jours
précédents.

Onze heures trente minutes du matin : ramer 2 milles,
douche froide en sortant du bateau.

Midi et demi : verre de Xérès ou un quart de pinte de
vieux ale.

Une heure trente minutes après midi : dîner comme
avant ;

Deux heures trente minutes à quatre heures après
midi, marcher rapidement ;

Quatre heures après midi, ramer un mille aussi *rapidement que possible ;*

Cinq heures trente minutes : thé ;

Neuf heures du soir : souper ;

Dix heures du soir : se coucher.

6 *avril.* — Même régime : ramer deux fois par jour 2
milles, chaque course suivie de douche froide. Continuer
jusqu'au 14 avril.

14 *avril.* — *Perte de poids par exercice : sept livres* (anglaises).

Deuxième déperdition : même régime sous tous les rapports que celui du 4 avril.

15 avril. — Résultat de la deuxième déperdition : perte de poids, quatre livres.

Continuer le régime ordinaire, c'est-à-dire sans la déperdition jusqu'au 23 avril. *Perte de poids par exercice : sept livres.* Même régime jusqu'au 27 avril. Troisième déperdition avec le résultat d'une *perte de poids de trois livres.* Régime ordinaire de l'entraînement jusqu'au 7 mai. *Perte de poids par exercice : cinq livres.*

8 mai. — Quatrième déperdition : *résultat, perte de poids, trois livres.*

Régime ordinaire jusqu'au 15 mai, le jour de la course, sans perte de poids.

Résumé : terme d'entraînement, six semaines.

4 avril, première déperdition, perte de poids.....	8 livres.
Du 4 au 14 avril, perte de poids par exercice....	7
14 avril, deuxième déperdition.................	4
Du 14 au 23 avril, perte de poids par exercice...	7
27 avril, troisième déperdition.................	3
Du 27 avril au 3 mai, perte de poids par exercice.	5
7 mai, quatrième déperdition...................	3
Du 7 au 15 mai, perte de poids par exercice. ...	0
Perte totale de poids.............	37 livres.

Le 15 juin, le même individu se présente pour faire l'entraînement pour une course à rames de 2 milles. Sous l'influence de ses habitudes antérieures au premier entraînement, il avait regagné en poids 21 livres. Il était fort pressé par le temps et son entraînement ne dura que huit jours.

Voici son programme :

Se lever à 5 heures du matin ;

40 grammes de sulfate de magnésie ;

Faire une promenade de 6 milles ;

8 heures du matin : déjeuner.

9 heures à 11 heures du matin : se promener rapidement ;

11 heures 30 minutes du matin : ramer 4 milles, douche froide, pas de boisson ;

Une heure 30 minutes après midi : dîner ;

2 heures 30 minutes à 4 heures après midi : se promener rapidement :

4 heures après-midi : ramer 2 milles ;

5 heures 30 minutes : thé ;

6 heures 30 minutes à 8 heures 30 minutes soir : se promener rapidement ;

9 heures 30 minutes : souper ;

10 heures 30 minutes soir : se coucher.

16 *juin*. — Même régime.

17 *juin*. — Se lever à 5 heures du matin ,

40 grammes de sulfate de magnésie ;

Promenade de 6 milles ;

8 heures : déjeuner ;

9 heures 30 minutes à 11 heures 30 minutes : course de déperdition, douche froide ; perte de poids, 8 livres :

Une heure 30 minutes après midi : dîner.

2 heures 30 minutes à 4 heures après midi : se promener rapidement ;

4 heures après midi : ramer 2 milles.

5 heures 30 minutes après midi : thé ;

6 heures 30 minutes à 8 heures 30 minutes du soir : se promener rapidement ;

9 heures 30 minutes : souper ;

10 heures 30 minutes : se coucher.

18 *juin*. — Se lever à 5 heures du matin, promenade de 6 milles ;

8 heures du matin : déjeuner :

9 heures à 11 heures du matin : se promener très-rapidement;

11 heures du matin : ramer 1 mille très-rapidement, douche froide.

Une heure 30 minutes après midi : dîner;

2 heures 30 à 4 heures après midi : se promener.

4 heures après midi : ramer 2 milles, douche froide;

5 heures 30 après midi : thé;

6 heures 30 à 8 heures 30 du soir : se promener;

9 heures 30 minutes : souper;

10 heures 30 minutes : se coucher.

19 *juin*. — Se lever à 5 heures du matin ;

40 grammes de sulfate de magnésie;

Promenade de 6 milles;

8 heures du matin : déjeuner;

9 heures 30 minutes à 11 heures 30 minutes : deuxième course de déperdition, douche froide, perte de poids, 5 livres;

Une heure 30 minutes après midi : dîner;

2 heures 30 minutes à 4 heures après midi : se promener rapidement;

4 heures après midi : ramer 2 milles ; douche froide;

5 heures 30 minutes : thé ;

6 heures 30 minutes à 8 heures 30 minutes du soir : se promener;

9 heures 30 minutes : souper;

10 heures 30 minutes : se coucher.

20 *juin*. — Se lever à 5 heures du matin, promenade de 6 milles;

8 heures du matin : Déjeuner;

9 heures 30 minutes à 11 heures du matin : se promener;

11 heures 30 minutes du matin : ramer 1 mille très-rapidement, douche froide.

Une heure 30 minutes après midi : dîner ;

2 heures 30 minutes à 4 heures après midi : se promener ;

4 heures 30 minutes : ramer 2 milles très-rapidement ;

5 heures 30 minutes : thé ;

6 heures 30. minutes à 8 heures 30 minutes du soir : se promener ;

9 heures 30 minutes : souper ;

10 heures 30 minutes : se coucher.

21 *juin*. — Se lever à 6 heures du matin, promenade de 4 milles.

8 heures du matin : déjeuner ;

9 heures 30 minutes à 11 heures se promener ;

11 heures 30 minutes : ramer 2 milles ;

Une heure 30 minutes : dîner ;

2 heures à 4 heures après midi : se promener ;

5 heures 30 minutes : thé ;

7 heures à 8 heures 30 minutes : se promener ;

9 heures 30 minutes : souper ;

10 heures 30 minutes : se coucher ;

Résumé :

17 juin, première déperdition, perte de poids......	8 livres.
19 juin, deuxième — —	5
Perte de poids par l'exercice...................	8
Perte totale de poids en huit jours.	21 livres.

Le 22 juin, il gagna facilement sa course.

Règles générales pour l'entraînement le jour de la course :

Pour la course de midi :

6 heures du matin : se lever, promenade de 2 milles ;

8 heures du matin : déjeuner, flâner jusqu'à 10 heures

30 minutes ; à 11 heures, un quart de pinte de thé et un morceau de pain rôti ;

Midi : course.

Pour la course de l'après-midi :

6 heures du matin : se lever, promenade de 2 milles ;

8 heures : déjeuner, flâner jusqu'à midi.

Une heure 30 minutes : dîner, flâner jusqu'à

4 heures après midi : un quart de pinte de thé et petit morceau de pain rôti ;

5 heures après midi : course.

Extraits de « *Training in theory and practice*, par Archibald Maclaren, London, 1866, p. 61 ». — Les principes de l'entraînement, considéré comme système de préparation corporelle pour un exercice spécial, sont toujours les mêmes, quels que soient ces exercices, et diffèrent seulement dans le mode de leur application.

Id., p. 4. « Quant à la question « Qu'est-ce que l'entraînement et que se propose-t-il de faire? » je voudrais répondre : il consiste à placer le corps, avec un soin extrême et exceptionnel, sous l'influence de tous les agents qui développent sa santé et sa force et le rendre capable de satisfaire aux demandes extrêmes et exceptionnelles au sujet de ses forces physiques. »

Id., p. 30. « Les hommes doivent courir pour arriver à posséder complètement une bonne respiration. Aucun autre exercice ne fait disparaître la graisse interne (internal fat), grand ennemi d'une bonne respiration. Aucun exercice connu ne vaut celui-là pour obtenir un pareil résultat. »

Id., p. 54. « Il est bien entendu que l'exercice ne doit pas dépasser la limite de ce qui peut être fourni, et il est entendu aussi que l'on doit faciliter l'exercice à fournir par un régime et un repos proportionnels ».

Id., p. 86. « Comment arriver à connaître la quantité précise de nourriture nécessaire, quand cette quantité dépend d'influences si nombreuses et souvent contradictoires?

Lorsque l'appétit naturel a été satisfait par une nourriture convenable, c'est suffisant; on a fait tout ce qui peut être utile pour augmenter ou soutenir la force, ou pour amener l'accroissement et le développement du corps. »

Id., p. 87. « Je voudrais obtenir de tout homme en entraînement, qu'à dîner et pendant la journée il ne bût rien autre chose que de l'eau ; se contentant d'une quantité modérée de bière avec le demi-repas (*semimeal*) du soir. »

Id., p. 88. « Et ici j'arrive à ce qui me paraît l'erreur fondamentale dans l'hygiène (dietetics) de l'entraînement, savoir, les restrictions apportées dans la quantité de liquide qu'un homme doit prendre dans le but de satisfaire aux besoins de son corps.

» Je n'avais jamais pu comprendre comment l'idée de modérer les besoins naturels du corps en liquide existait ou avait existé, comment elle s'était perpétuée et persistait d'année en année; ou quel bénéfice un homme était supposé pouvoir retirer de cette idée ainsi que de toutes les misères et désagréments qu'il souffrait par suite, jusqu'à ce que je fusse arrivé à la théorie de « la graisse interne » (internal fat), car alors il n'y a plus aucun mystère en la matière; aussi quand « ce grand ennemi des canotiers (*rowing-men*) avait été chassé comme cela était rendu évident par la diminution du poids », si d'une façon ou d'une autre on se laissait aller à étancher simplement la soif naturelle, par le plus simple de tous les moyens, par une prise d'eau pure, tout le poids perdu se reproduisait, l'ennemi reparaissait plein de force et tout était encore à recommencer. »

Pourtant le fait était bien connu des canotiers un peu expérimentés.

Plusieurs d'entre eux m'ont assuré qu'*un seul* verre d'eau bu immédiatement après une course de déperdition (wasting) ajoute *une livre* au poids de l'individu.

M. Symes m'a cité le cas d'un de ses élèves qui gagna *quatre livres* dans *vingt-quatre heures*. Il s'était payé le luxe d'un petit tour à Londres, et, selon M. Symes, avait *sans doute* ingurgité *plusieurs* verres de bière ou autres boissons.

Comment expliquer ce fait curieux, mais réel?

Voici ce que m'en a dit le professeur Robin : « l'eau (ou l'autre boisson) agissait (vraisemblablement) en activant l'absorption, excitant une supersécrétion intestinale qui rendait absorbable une partie du contenu intestinal, qui sans cela serait devenue matière fécale. » (*Communications orales.*)

Maclaren, *loc. cit.*, p. 94 et seq. « C'est pourquoi on a dit que peu importaient les circonstances qui étaient la cause de la soif, un temps chaud ou froid, beaucoup d'exercice ou peu ; peu importait que le sujet eût une stature grande ou petite, qu'il respirât librement ou lentement ; qu'il fût au commencement de l'entraînement, quand les exercices sont nouveaux et sévères, ou plus tard quand il s'est familiarisé avec ces travaux et qu'ils lui sont devenus faciles. Au commencement de l'entrainement quand les efforts et l'activité déployés paraissent dix fois plus pénibles, à cause de l'habitude qu'on n'a pas encore comme elle s'acquiert vers la fin, lorsque la loi de l'adaptation commence à mitiger les fatigues du régime ; d'après les circonstances ou l'état du corps, la boisson doit consister en une tasse, ou deux au plus, de thé au déjeuner, une pinte de bière à dîner et une au souper. Il n'est aucun point dans l'entraînement auquel on tienne aussi fermement qu'à celui-là. »

« Après avoir vu le rôle que l'eau joue dans l'économie animale, après avoir vu la quantité que le corps humain perd par jour et peut perdre pour rester en santé même dans une vie ordinaire et calme, il s'ensuit comme conséquence qu'un homme à la fin d'une journée de pratique d'entraînement, avec une fourniture de liquide très-restreinte, sera considérablement réduit en poids ; mais c'est la réduction non pas d'un fardeau qu'il avait à traîner, mais de lui-même (himself), de lui-même très-sérieusement, parce que ses forces musculaires et nerveuses sont, par suite, toutes réduites, comme cela est démontré par l'irritabilité d'un homme qui souffre de la soif, son inquiétude, son agitation, sa peau sèche et fiévreuse, sa bouche brûlante et ses lèvres fendillées, et tout cela parce que l'humidité enlevée à son corps n'a pas été remplacée, car il était nécessaire de réconforter et de revivifier la tonicité de ses nerfs et la force contractile de ses muscles, les derniers ont été évidemment privés d'une portion de leur force mécanique, d'une façon aussi palpable que si certaines de leurs fibres avaient été détachées de leurs gaînes. »

Id., p. 100. « La loi de restriction (au sujet du liquide) avait une origine légitime dans les habitudes des temps où elle fut probablement instituée. Je pense qu'elle a peut-être été établie dans le temps où le canotage était dans une certaine mesure limité aux bateliers, et où les régates consistaient dans les épreuves périodiques d'adresse de leur métier ; avec de pareils hommes à cette époque, il est probable que la restriction sur leurs coutumes ordinaires d'absorption de liquides était la règle la plus salutaire qui pût être trouvée et ordonnée, parce que les habitudes d'inactivité et de laisser aller, conséquences de boissons fréquentes et prolongées, eussent été tout l'opposée de ce qui éait exigé pour cet état du corps favorable au succès des régates ; car la force musculaire ne jouait pas le second rôle à ces époques de bateaux lourds et massifs, qui trouvaient une grande résistance dans l'eau et l'atmosphère, et avaient tout leur attirail de marche et leurs agrès (*fitments*), d'une construction comparativement peu commode. »

Id., p. 106. « Le thé est préféré au café, et d'après moi, pour des motifs bien insuffisants ; car l'allégation que ce dernier est échauffant, est loin d'être démontrée et concorde difficilement avec son usage universel dans l'est et sur le continent.

Id., p. 112 et seq. « Tout usage de tabac est défendu aux hommes en entraînement, et je serais tout disposé à admettre cette restriction si elle existait aussi pendant le temps où ils ne sont pas entraînés ; mais je blâme dans la pratique de l'entraînement de changer soudainement ou fortement les habitudes d'un homme, en quoi que ce soit, et spécialement en produisant un effet notable sur le système nerveux. Je sais que plusieurs hommes iraient plus volontiers bien loin sans dîner que sans leur pipe, jusqu'à ce que le désir périodique ait été surmonté, et que les nerfs exigeants aient appris à être calmés sans l'aide du sédatif habituel. »

Id., p. 114. « Quand l'habitude a été acquise et confirmée par l'usage, la veille des courses ou la courte période de leur préparation n'est pas le moment pour changer, et encore moins pour faire ce changement brusquement. »

Id., p. 124. « Quel besoin de dépenser la moitié de son temps dans le lit ? En ceci comme en bien des choses, quelques hommes ont plus de besoins que d'autres, mais en parlant généralement, sept heures paraissent largement suffisantes à cette époque de la vie (jeunesse) pour maintenir le corps en pleine vigueur. »

Id., p. 140. « On doit être soi-même juge de la nécessité

des transpirations extrêmes, chacun dans son propre cas,
et voir à quelle limite elles peuvent être portées. Mais on
peut être sûr d'une chose, c'est qu'elles constituent un des
plus puissants agents pour le bien ou le mal. »

Id., p. 141. « Je ne condamne pas, d'après cela, l'action
de suer ; au contraire, quand elle est produite par des
moyens naturels, elle est la preuve visible que le grand
agent de l'entraînement, l'exercice, accomplit son œuvre
et constitue le grand moyen qui conserve les conditions
physiologiques de la peau, chose d'une grande importance
pour la santé et le bien-être, et qui rend plusieurs autres
services importants ; *mais la transpiration amenée autrement que par un exercice musculaire spontané, doit être diri-
gée avec un soin extrême.* »

Id., p. 147 et seq. « *Le meilleur moment pour le bain froid
est indubitablement aussitôt après la sortie du lit, lorsque
toute la surface du corps ressent l'effet de ses chaudes couver-
tures, s'il est pris plus tard ou pendant la journée, ce doit
être le plus tôt possible après l'exercice, pendant que le sang
circule rapidement près de la surface du corps, et que par
suite la force de réaction est la plus considérable. C'est une
erreur de penser que le corps doit être soumis à un refroidissement avant le bain, ce serait s'exposer à prendre mal.* »

Id., p. 153. « Je voudrais conseiller à quiconque se fait
entraîner ou se trouve hors du régime de l'entraînement,
de laisser de côté toute drogue. Si vous êtes malade, allez
chez le docteur dans lequel vous avez confiance. Il n'y a pas
de *simplicité* plus dangereuse pour le corps ou le cerveau
que ces ordonnances d'un *amateur* faisant de la médecine.

Naturalist's voyage around the world, Darwin, London, 1873, p. 117. « Le Gaucho des Pampas, pendant des
mois entiers, ne mange que du bœuf. C'est peut-être à
cause de ce régime exclusivement composé de viande qu'il
peut, comme tout autre animal carnivore, s'abstenir long-

temps de manger. J'ai entendu dire qu'à Tandeel des troupes avaient volontairement poursuivi une bande d'Indiens pendant trois jours sans manger ni boire. »

Brillat-Savarin, *loc. cit.*, p. 238. « Monsieur, lui dis-je, n'étant pas docteur à diplôme, je suis maître de vous refuser ; cependant je suis à vos ordres, mais à une condition ; c'est que vous donnerez votre parole d'honneur de suivre, pendant un mois, avec une exactitude rigoureuse, la règle de conduite que je vous donnerai. »

Monsieur G... fit la promesse exigée en me prenant la main, et dès le lendemain je lui délivrai mon fetva, dont le premier article était de se peser au commencement et à la fin du traitement, afin d'avoir une base mathématique pour en vérifier le résultat.

A un mois de là, monsieur G... revint me voir, et me parla à peu près en ces termes :

« Monsieur, dit-il, j'ai suivi votre prescription comme si ma vie en avait dépendu, et j'ai vérifié que, dans le mois, le poids de mon corps a diminué de trois livres, même un peu plus.

Mais, pour parvenir à ce résultat, j'ai *été obligé de faire à tous mes goûts, à toutes mes habitudes*, une telle violence, en un mot, j'ai tant souffert qu'en vous faisant tous mes remerciements de vos bons conseils, je *renonce au bien qui peut m'en provenir, et m'abandonne pour l'avenir à ce que la Providence en ordonnera.* »

Après cette résolution, que je n'entendis pas sans peine, *l'événement fut ce qu'il devait être* : M. G... devint de plus en plus corpulent, fut sujet aux inconvénients de l'extrême obésité, et à peine âgé de quarante ans, mourut des suites d'une maladie suffocante à laquelle il était devenu sujet. »

Galignani's *Messenger*, 16 mars, 1877. « Dans le journal *Temple Bar*, on trouve une intéressante publication sur les jockeys.

On a vu des cas dans lesquels un jockey désireux de monter un cheval favori à fait diminuer son poids de sept livres (anglaises) dans l'espace de vingt-quatre heures. »

« Un jockey (de Yorkshire) nommé Jacques, dans une certaine occasion a fait diminuer son poids d'une quantité qui n'était pas moindre de dix-sept livres (anglaises) dans vingt-quatre heures. Durant cet espace de temps, il avait fait à pied une distance de 18 milles anglais (un mille anglais équivaut à 1,609 mètres).

Jacques était expérimenté et célèbre dans l'art de maigrir. Son régime dans l'occasion précédente se composa d'un peu de thé avec un mélange de gin (genièvre), ce qui lui permettait de respirer librement : un biscuit sec et un œuf poché servi dans du vinaigre constitua toute la nourriture qu'il prit en vingt-quatre heures.

Certains jockeys d'autrefois faisaient, pour se diminuer, de dures courses à cheval, recouverts pendant ce temps de lourds vêtements de laine. »

« John Osborne se débarrassa, dans une promenade, de dix-sept livres (anglaises) de poids superflu. D'autres cavaliers ont fait la même chose. »

Chambers, *loc. cit.*, p. 73. « Le tableau du D\[^r] Hutchinson donne le poids moyen, aux diverses tailles, de 5000 hommes en bonne santé, mais il pense qu'il vaut mieux pour les résultats pratiques d'exclure les tailles extrêmes et dans un tableau synoptique à l'usage des bureaux d'assurance (sur la vie) il a inséré une autre table.

Dans celle-ci les poids des hommes, entre cinq et six pieds seulement, sont rassemblés au nombre de 2,650 et je prendrai celui qui est en tête comme étalon du poids moyen à l'état de santé.

TAILLES.		POIDS.	
Pieds.	Pouces.	Stones.	Lbs (livres).
5	1	8	8
5	2	9	0
5	3	9	7
5	4	9	13
5	5	10	2
5	6	10	5
5	7	10	8
5	8	11	1
5	9	11	8
5	10	12	1
5	11	12	6
6	0	12	10

Les individus sur lesquels les observations ont été faites étaient des hommes dans la plénitude d'une santé vigoureuse, capables et habitués à faire beaucoup d'exercice musculaire, comme les marins, les pompiers, les policemen, les grenadiers de la garde, les bateliers, les cricketers, les gentlemen, les rameurs d'Oxford et de Cambridge et ainsi de suite ; une certaine quantité de pauvres et d'artisans, peut facilement être opposée en choisissant un nombre équivalent de charretiers, lutteurs et pugilistes qui figurent dans la liste.

Mais une déviation considérable de cet étalon est compatible non-seulement avec la symétrie parfaite de la forme ; par symétrie il faut entendre la perfection au sujet des usages auxquels la forme est destinée.

Je pense que je ne peux mieux éclaircir ce point qu'en prenant comme exemples quelques statues bien connues dont les bonnes proportions sont avérées, en calculant ce que des hommes vivants, ainsi proportionnés, pourraient peser et en comparant les nombres obtenus de cette façon avec notre table de moyennes réelles.

On verra que des hommes proportionnés comme quel-

ques-uns de ces modèles de force et de santé mâle seraient
un peu plus légers et d'autres beaucoup plus lourds que la
moyenne, et comme les formes de ces immortels triomphes
de l'art nous sont aussi connues que les expressions fami-
lières (household words) nous aurons placé devant nos
esprits une idée nette et pittoresque au sujet des excès de
légèreté et de poids qui sont compatibles avec la force.

Si nous considérons ces excès, en tenant compte des
circonstances particulières que l'on veut représenter dans
la statue, nous les trouverons normaux ; mais s'ils existent dans ces circonstances ou dans des cas contraires,
nous devons les admettre comme indice d'une condition
qui n'est pas naturelle.

Par exemple si nous trouvons un pugiliste de cinq pieds
neuf pouces, pesant treize « stones », ce qui est le poids
que le Thésée du British Museum devrait peser s'il était
fait de chair et de sang, nous n'aurons pas de crainte au
sujet de son activité et de sa santé, parce que nous savons
que des muscles et des os puissants peuvent en être la
cause ; mais si c'était un homme de lettres ou quelqu'un
que nous savons être faible, qui pesât autant, ou bien
encore s'il égalait l'Hercule Farnèse et dépassait seize
« stones », nous pourrions admettre immédiatement que
la graisse et non le muscle est en excès.

Il en est de même dans le cas de légèreté, on ne doit con-
cevoir aucune inquiétude si un homme pèse autant que
l'acrobate en bronze (Bronze Tumbler), figure construite
pour donner l'exemple d'une extrême activité sans force.
Vraiment, il pourrait être plus léger et plus mince que
cette statue ou quelque autre qui serait choisie pour la
démonstration ; car le manque de grâce qu'une maigreur,
nullement incompatible avec la santé, apporte dans la
forme humaine, a empêché les sculpteurs de nous en donner des exemples.

Les calculs de ce que devraient peser les statues, si elles étaient d'une hauteur déterminée, ont été faits par l'ingénieux M. Brent et cela d'une façon simple et compréhensible.

Il plongeait dans un bain leurs copies exactes et notait la quantité d'eau déplacée. Il obtenait ainsi le poids d'eau équivalent à la statue d'une taille déterminée : les poids des autres grandeurs étaient facilement fixés par la formule géométrique ordinaire disant que « *le volume de corps symétriques est comme le cube de l'un des diamètres* ».

Le poids spécifique de l'eau ordinaire et celui du corps humain, celui-ci vivant et avec les organes creux remplis d'air, sont aussi rapprochés que possible, de sorte que le poids calculé de l'eau représentait ce qu'un homme vivant de ce volume devait peser.

A cela on ajoute $\frac{1}{17}$ pour tenir compte des vêtements que nous avons l'habitude de comprendre lorsque nous nous pesons nous-mêmes et la comparaison entre les statues et leurs prototypes est complète.

TAILLE.		ACROBATE BRONZÉ.		POIDS MOYEN de 2.650 hommes bien portants.		GLADIATEUR MOURANT.		THÉSÉE (British muséum).		HERCULE BRONZÉ (British muséum).		HERCULE FARNÈSE (réduit).	
feet.	inches.	stones.	pounds.	stones.	pounds.	stones.	pounds.	stones.	pounds.	stones.	pounds.	stones.	pounds.
5	1	6	11	8	8	8	7	9	2	9	7	11	4
5	2	7	3	9	0	8	12	9	8	10	10	1	12
5	3	7	8	9	7	9	4	10	0	11	4	12	7
5	4	17	13	9	13	9	11	10	7	11	10	12	12
5	5	8	4	10	2	10	2	11	1	12	4	13	9
5	6	8	10	10	5	10	9	11	8	12	12	14	5
5	7	9	1	10	8	11	3	12	1	13	7	15	0
5	8	9	6	11	1	11	10	12	10	14	1	15	9
5	9	9	12	11	8	12	2	13	2	14	11	16	5
5	10	10	5	12	1	12	11	13	11	15	5	17	0
5	11	10	11	12	6	13	4	14	6	15	13	17	11
6	0	11	4	12	10	14	0	15	0	16	10	18	7

Nota. — Le *stone* = 14 livres anglaises. — Le kilogram me = 2.21 livres anglaises. — Le *foot* = 12 pouces = 30.5 centimètres.

Dans le choix de ces statues, l'acrobate de bronze (Bronze Tumbler) peut être pris comme le type de la légèreté et de l'activité extrêmes, le Gladiateur mourant comme celui de la grande force ; entre eux prend place la moyenne de l'homme fort indiquée dans les observations du docteur Hutchinson. Comme rapprochement nous avons dans le Thésée et l'Hercule, plus petit, l'idée sculpturale d'un héros, là les attributs de la force physique peuvent être égaux à ceux que possède un homme quelconque, mais ne peuvent porter atteinte à la grâce et à la dignité de l'intelligence.

« For contemplation he, and valour formed. »

L'Hercule Farnèse présente un développement musculaire plus grand que tous ceux que l'on a pu connaître dans l'espèce humaine.

C'est l'emblème de la pure force seule, vaste, lourde, incommode (vast, unwieldy, burdensome), représentée par une masse corporelle qui doit, d'après les principes de mécanique, être un obstacle pour la facilité des mouvements.

Le plus grand rapprochement que j'ai entendu faire au sujet du développement musculaire sans lourdeur et sans obésité incommode se trouve dans l'exemple de Parkins, le fameux lutteur du pays de Galles dont le poids ordinaire avec ses vêtements était de seize « stones » et onze livres (anglaises) sa taille étant de six pieds.

Les poids de quelques-uns des pugilistes du plus grand renom sont considérablement inférieurs à ce dernier, si l'on tient compte des proportions de leur stature. Je donne par manière d'exemple quelques renseignements que l'amabilité de M. Brent m'a permis de citer.

	feet	inches		stones	pounds
Perrins, dont la taille était de	6	2,	pesait	17	0
Caunt....................	»	»	—	14	7
Spring, champion (vainqueur).	5	11	—	13	3
Jackson, — —	»	»	—	14	0
Bendigo...................	5	9	—	12	0
Johnson, champion, vainqueur.	5	8	—	13	5
Slack, — —	»	»	—	13	10
Mendoza...................	5	7	—	12	4

Comparez ces exemples d'os et de muscles développés à leur maximum par des moyens artificiels, avec le poids qui est produit par l'accumulation du tissu adipeux, même à un degré, où cette graisse ne gêne pas immédiatement les occupations ordinaires de la vie. La différence est frappante, et nous pouvons arriver rapidement à cette conclusion que les os et les muscles à l'état de santé et une quantité de graisse convenable ne peuvent jamais ajouter assez à la masse d'un homme pour simuler le poids de l'obésité, ni causer aucun doute dans nos esprits pour savoir à quel tissu l'excès doit être attribué.

Ainsi la taille moyenne de 36 obèses, dont les cas seront rapportés, est de cinq pieds six pouces et leur poids moyen de 18 « stones », 1 « pound » : *c'est plus du double que l'acrobate en bronze et la moitié en plus du poids du Thésée.*

Si nous jugeons la question non par une moyenne mais par les exemples individuels, un coup d'œil sur la table montrera que la même chose est vraie pour chaque particulier comme pour l'ensemble. Le mode (*manner*) de l'altération en poids donnera souvent des informations utiles. Une augmentation soudaine et considérable, au delà de ce qui est la santé, est plus mauvaise que si elle était graduelle, parce qu'elle est probablement due à quelque changement organique ou constitutionnel, qu'il est difficile de prévenir, tandis qu'une augmentation progressive est très-vraisemblablement due à quelques habitudes d'excès qui sont susceptibles de modification.

D'un autre côté, une perte graduelle de poids est un mauvais symptôme, car elle dépend probablement d'une cause chronique profondément engrenée, qui est le plus généralement, vu la fréquence de la maladie, attribuable à la consomption pulmonaire ; tandis que des pertes subites de poids, quoique devant toujours être examinées, peuvent être dues à plusieurs affections transitoires qui n abrégent pas la durée de la vie.

Nous devons nous attendre, cependant, à trouver dans plusieurs cas individuels des variations occasionnelles de poids dans les deux directions sans cause manifeste, et que l'on peut considérer comme compatible avec la santé.

Ainsi beaucoup de personnes sont plus grasses en hiver qu'en été, et chez quelques-unes le changement se manifeste avec une grande régularité.

Un médecin de ma connaissance, qui s'était pesé lui-même pendant des années, avec une scrupuleuse attention, trouve qu'au commencement de mai il perd de son poids, et perd de neuf livres (anglaises) de sa moyenne ordinaire. Il reste léger jusqu'au 1er septembre, et alors il commence à augmenter jusqu'à ce qu'il soit revenu à son volume ordinaire, dans lequel il se maintient jusqu'au mois de mai suivant, qui le fait maigrir de nouveau. Il avait résolu, pendant plusieurs étés, d'abandonner sa profession jusqu'au jour où il s'aperçut que l'amaigrissement était dû à la saison, et pas à un mauvais état de santé réel. »

« 21e leçon, 13 mai 1876 (professeur A. Gubler). — Gayot qui traite de l'entraînement (des chevaux) ne paraît pas attacher assez d'importance au procédé par lequel la sudation est obtenue : savoir, l'*exercice forcé*, la course rapide et prolongée.

Il se pourrait bien que la sudation obtenue au moyen de la chaleur et des diaphorétiques, sans l'exercice musculaire forcé, ne donnât pas lieu à la résorption de la graisse et à la dénutrition rapide.

M. A. Sanson, dans « *l'Economie du bétail*, deuxième partie, Principes généraux de la zootechnie, Paris, 1866, » dit : « En activant la circulation et la respiration, l'exercice de la marche, active la combustion interstitielle des principes immédiats hydro-carbonés de l'alimentation, s'oppose en conséquence à leur accumulation dans le tissu des muscles et réduit ceux-ci aux éléments contractiles de leurs fibres. Cette combustion...... produit la chaleur animale, aujourd'hui reconnue comme l'équivalent mécanique de la force ! »

Et plus loin, à propos de la contraction musculaire, il ajoute : « En effet, celle-ci consomme du mouvement ou la chaleur : deux corrélatifs. »

Il est facile de comprendre la pensée de l'auteur ; mais il est une particularité qui mérite d'être relevée, c'est celle qui est relative à la nature des matières consommées par le travail de combustion exagérée qui accompagne l'exercice intense.

M. Sanson croit que les substances brûlées sont les aliments eux-mêmes, et suppose qu'on empêche simplement l'accumulation, tandis qu'en réalité ce sont les *réserves* constituées à l'état de tissu adipeux qui subissent la dénutrition et sont *reprises* pour être brûlées.

Dans la manière de voir de M. A. Sanson, on n'arriverait qu'à empêcher d'engraisser.

Dans l'autre conception, on comprend la possibilité de faire maigrir. »

« 22ᵉ leçon, 16 mai 1876 (professeur A. Gubler) « — J'ai dit que la sudation est efficace, surtout lorsqu'elle est obtenue par un exercice forcé ; mais je ne prétends pas qu'elle soit inutile lorqu'elle est provoquée par étuve, humide ou sèche.

M. Favre a montré, par ses expériences, qu'on pouvait faire perdre un à deux litres de sueur à un sujet ; c'est donc de l'eau qu'on a perdu en diminuant de poids.

De mon côté, j'ai signalé le jaborandi « comme agent de réduction, et plus récemment j'en ai obtenu de bons résultats dans la cure de l'obésité.

C"est ordinairement par une spoliation de liquides, qu'on se prépare à la cure d'obésité.

Mais pour obtenir la disparition des vésicules adipeuses, le travail musculaire est nécessaire.

Le travail musculaire ne suffit pas pour faire maigrir. Un exercice modéré et soutenu fait engraisser. Pour obtenir la résorption de la graisse, il faut le travail forcé, c'est-à-dire l'*effort répété, plus la vitesse.*

Exemple communiqué (oralement) par M. le professeur Goubaud (d'Alfort). Les chevaux qui traînent les bateaux sur la Marne, d'Alfort à Château-Thierry, à la montée font un effort plus grand, mais avec lenteur d'allure et ils subissent une augmentation de poids ou plutôt d'engraissement.

A la descente, ils font moins d'effort, mais avec allure au trot, et subissent une perte de poids. Le fait a été publié déjà par M. Magne.

L'anatomie normale semble fournir un point d'appui à cette manière de voir. J'ai remarqué, en effet, que les muscles auxquels la fonction impose de la vitesse ou généralement le système musculaire d'*animaux vites* sont naturellement infiltrés de graisse. Exemple, la langue, chez les espèces qui me sont connues, les muscles des membres chez le cheval.

Cette graisse interstitielle constitue une réserve toujours prête pour une dépense excessive dans un temps donné. »

CHAPITRE XI

I. — On peut juger par la liste bibliographique que je présente, liste incomplète malgré mon désir et mes efforts, de l'intérêt qu'a inspiré l'étude de l'obésité depuis Hippocrate jusqu'à nos jours.

II. — Les expériences physiologiques ont démontré que les matières amylacées, les albuminoïdes, les matières sucrées et grasses, les graisses assimilées surtout, ingérées, contribuent d'une manière toute spéciale à l'augmentation rapide du tissu adipeux.

C'est par l'intermédiaire des villosités intestinales et des chylifères qu'a lieu l'absorption de ces matières.

Soit qu'il se comporte comme aliment d'épargne, soit qu'il agisse sur le système nerveux au point de vue des fonctions digestives et, par suite, de l'assimilation, l'alcool aussi amène un développement rapide de la graisse.

Une fois acquise, la graisse sert de coussinet protecteur, contre les violences extérieures, comme aliment respiratoire et comme dépôt en temps de disette physiologique. Elle fournit au nouveau-né les premiers éléments de nutrition, alors qu'il ne les puise pas encore dans le sein maternel, elle permet au malade privé de tout aliment, de vivre pendant une période plus ou moins longue.

En proportions normales, la graisse est un signe de santé, dépassant certaines limites, développée en excès, elle peut devenir la source des affections les plus graves.

III. *Anatomie.* — Cette partie de la question est traitée longuement dans le chapitre « considérations anatomiques », où je me suis principalement inspiré des travaux du professeur Ch. Robin.

IV. *Etiologie.* — C'est en général à des conditions hygiéniques fàcheuses, à un mauvais régime, au point de vue de la qualité des aliments ou de leur quantité, au manque d'exercice, de lumière, au sommeil prolongé, à l'abus des boissons non-seulement alcooliques, mais de l'eau même, aux mets sucrés ou gras, à la vie luxueuse et paresseuse, que les auteurs attribuent l'obésité.

Quelques sujets engraissent après des maladies aiguës, après des pertes sanguines considérables, des opérations graves, comme l'amputation d'un membre et notamment la castration.

Le nervosisme joue un rôle important dans la production de l'obésité.

Les observations, fort intéressantes, du professeur Teissier (de Lyon) viennent à l'appui de cette manière de voir.

« Chose étrange, dit le savant professeur, ces mêmes états morbides du système nerveux amènent parfois un résultat tout à fait opposé, c'est-à-dire la maigreur .»

La diathèse arthritique conduit-elle d'une manière spéciale à l'obésité ?

M. le professeur agrégé Ch. Bouchard serait de cet avis. En effet, sur les 86 cas d'obèses qu'il a bien voulu me communiquer, on voit 61 cas d'affections liées à l'arthritisme et 54 où on trouve cette diathèse comme antécédent et coïncident.

Il faut. cependant, regarder de près la manière de vivre de ces personnes.

Dans les tables de M. Bouchard on trouve 27 cas et dans

celle de M. Chambers 11 cas d'abus de la bonne chère (excès de nourriture, de boisson); on y voit également signalé d'autres dérogations aux règles d'une bonne hygiène.

Il faudrait surtout examiner le régime noté *ordinaire*, car d'après mon observation il y a, dans le monde aisé, presque toujours abus de boisson ou de nourriture.

L'abus de l'un ou de l'autre commence dès qu'on dépasse la quantité nécessaire et l'équilibre entre l'assimilation et la dépense.

Pour faire des excès il ne s'agit pas d'être *glouton*, ni *ivrogne*, mais seulement de prendre journellement plus qu'il ne faut pour se maintenir en bon état.

Il est fort possible qu'on arrivera ainsi plus sûrement à l'obésité, qu'en se laissant aller à de grands écarts de régime.

Où voit-on le plus fréquemment des cas d'obésité ?

Ce n'est pas chez le malheureux qui gagne péniblement sa vie (qu'on assiste aux consultations aux hôpitaux).

Pas chez le simple soldat (qu'on regarde un régiment qui passe).

Pas chez l'employé qui travaille longuement et durement (qu'on visite un grand établissement industriel quelconque).

C'est bien chez la personne aisée, l'officier de grade supérieur, le patron qui peut avoir une vie luxueuse.

« Il faut, dit-on, une certaine quantité de graisse pour lutter contre une maladie qui pourra venir. »

Sans doute, mais le *superflu* vient insensiblement, insidieusement lorsqu'il n'acquiert pas d'une façon rapide droit de cité. « Facilis descensus averno .»

Des cas comme celui de ce monsieur rapporté par Brillat-Savarin inspirent un sentiment de pitié auquel le mépris n'est pas étranger. « Væ victis » à de tels vaincus.

V. — Complications et conséquences de l'obésité. La liste est formidable. —

Pour les femmes : infécondité, fausses couches, vieillesse prématurée, hystérie, possibilité de la perte de réputation (grossesse adipeuse), leucorrhée, aménorrhée, ménorrhagie, métrite chronique, flexions et déplacements de l'utérus, tendance à la formation de tumeurs malignes (Günsburg, Wunderlich), la mort du fœtus et la dystocie entraînant des dangers des plus graves pour la mère.

Chez les hommes, l'impuissance.

Pour les deux sexes, démangeaisons à la peau, douleurs aiguës diverses, odeurs nauséabondes, diarrhées graves ou rebelles, orthopnée, érysipèle passant à la gangrène, apoplexie, scrofule, diabète, albuminurie, hernies, résistance moindre aux maladies aiguës et aux influences épidémiques, courte vie, mort subite.

On voit, avec juste raison, une relation entre ces affections et l'obésité, car lorsque cet état est modifié, la plupart des maladies concomitantes sont améliorées, sinon guéries.

VI. — Influence de l'obésité sur les centres nerveux, l'intelligence, etc.; statistique, âge, sexe. —

Changement dans le caractère, apathie, somnolence et torpeur habituelles, insensibilité tactile, perte de mémoire, incapacité pour les emplois actifs et les travaux intellectuels.

A l'examen des tables que je présente on voit que l'âge le plus fréquent du début de l'obésité est de 20 à 35 ans.

Sur les 190 cas que j'ai pu réunir il y a 82 hommes et 104 femmes.

Des chiffres portant sur un plus grand nombre de cas seraient nécessaires avant de se faire une opinion arrêtée sur ces points.

VII. — Obésité héréditaire. —

Certains auteurs ont prétendu que l'obésité pouvait être héréditaire ; on a cru même trouver cette tendance chez des races entières; mais ces mêmes auteurs disent qu'il faut des *causes excitantes*.

Je suis peu disposé à croire à cette hérédité, et je serais d'avis qu'il faudrait chercher dans l'hérédité *des habitudes de nourriture et d'hygiène*.

Les sucreries et les petits fours que les parents donnent parfois à profusion à leurs enfants, et plus tard, pour les garçons, les apéritifs et les bocks, une vie plus ou moins molle et paresseuse sont, je crois, des causes autrement puissantes que la tendance à l'obésité dont héritent les enfants.

S'il existe des gens qui, malgré une vie sobre, active et une hygiène bien entendue deviennent obèses (à part ces cas provenant de maladies aiguës, de graves opérations, etc.), je serais disposé à les regarder comme des exceptions confirmant la règle.

J'attache une importance bien médiocre à l'obésité collatérale.

On peut hériter des biens de son oncle mais de son obésité, non.

Les auteurs qui croient à l'obésité héréditaire s'appuient sur le fait qu'il existe certaines espèces animales engraissant plus facilement que d'autres de la même famille, et notamment certaines espèces de cochons.

Mais il faut remarquer que pour celles-ci les éleveurs font tout leur possible afin de les mettre dans les conditions les plus favorables à l'engraissement.

Si on admet l'existence de cette hérédité, c'est une raison de plus pour lutter contre elle avec énergie.

VIII. — Obésité chez les animaux, voir chap. VII.

IX. — Thérapeutique. —

J'ai donné une longue liste des remèdes usités.

Chaque auteur a rapporté des cas à l'appui de l'efficacité des médicaments qu'il a employés. Les détails dans lesquels je suis entré (chap. VIII) me dispensent d'y revenir.

Je voudrais cependant faire remarquer que l'on considère généralement les solutions alcalines comme luttant le plus avantageusement contre l'obésité, soit qu'on les donne sous forme d'eaux minérales naturelles, soit sous celle de préparations pharmaceutiques.

Je ne puis trop prévenir contre l'emploi du vinaigre qui, dit-on, est d'un fréquent usage parmi des jeunes personnes craignant l'embonpoint un peu prononcé.

Son action est des plus funestes.

L'emploi du « poisson Ange » dont parle Pline serait tombé en désuétude ; nos dames ne partageant point les préjugés des nobles Romaines. « Autre temps, autres mœurs. »

Le traitement de tel ou tel obèse n'est point indifférent.

Il est de haute importance de faire l'analyse des urines avant de formuler un traitement.

Selon que l'on y trouve du sucre, de l'albumine, de l'urée en trop grande ou trop petite quantité, le régime doit être modifié.

Mon ami, le professeur Ch. Bouchard, m'a communiqué les remarques très-importantes qui suivent :

« Si l'on peut diminuer l'obésité, soit en réduisant la quantité des aliments hydrocarbonés, soit en activant la destruction ou l'élimination de ces aliments, on peut aussi se proposer dans le traitement de l'obésité de s'attaquer directement à la réserve organique et de brûler de préférence le charbon accumulé sous forme de graisse dans le tissu adipeux surabondant.

Pour réaliser cette dernière indication on cherche à rendre les oxydations plus faciles et la désassimilation plus rapide ; deux séries d'actes physiologiques qui sont généralement enchaînées l'une à l'autre.

Mais si ces deux méthodes sont possibles, elles ne doivent pas être employées indifféremment.

Tel obèse peut être privé de ses aliments hydrocarbonés, tel autre peut être dépouillé de sa graisse interstitielle.

Il y a souvent avantage à obliger l'organisme à consommer une réserve exagérée ; il y a parfois inconvénient à provoquer une combustion trop active des tissus. Quand on stimule la désassimilation en vue de réduire un système exubérant, on n'est pas assuré de ne pas provoquer le même travail dans d'autres systèmes ; et la dénutrition, indifférente ou favorable si elle n'entamait que le système adipeux, peut être préjudiciable quand elle atteint les tissus plus nobles.

Il importe donc de savoir au préalable comment s'exécutent, chez l'individu qu'on veut traiter, les actes intimes de la chimie vivante.

Si le mouvement de dénutrition est ralenti, on peut, on doit chercher à l'activer ; s'il est normal, on ne devra le stimuler qu'avec modération ; s'il est exagéré, on devra s'abstenir scrupuleusement de rien faire qui puisse, en l'augmentant encore, provoquer la consomption.

Or, les trois états que je viens de dire peuvent se présenter chez les obèses ; et cela crée au médecin l'obligation de rechercher, avant d'entreprendre la cure, quel est chez son malade le taux de la dénutrition.

La température centrale peut fournir quelques présomptions ; je dis la température *centrale*, car dans l'obésité les températures périphériques, l'axillaire par exemple, sont trompeuses.

Si la température rectale s'élève dans la journée à 38° (centigrade) et au-dessus, il sera prudent de ne pas recourir à l'emploi des agents déperditeurs dont l'usage est permis si, comme c'est la règle, le thermomètre ne dépasse guère 37°.

Mais c'est l'analyse des urines qui fournira les indications les plus précieuses.

Ce n'est pas de l'analyse qualitative que je veux parler, bien qu'elle ne doive jamais être négligée ; car elle montre que, dans l'obésité, la glycosurie est assez fréquente et que l'albuminurie n'est pas rare, albuminurie qui est liée à l'obésité et qui disparaît avec elle.

Au point de vue qui nous occupe, c'est l'analyse quantitative qui posera les indications du traitement.

On doit récolter les urines de 24 heures et doser l'urée, l'acide phosphorique et les matières colorantes, l'urée surtout.

Chez 59 obèses chez lesquels j'ai noté à la fois le poids du corps et le poids de l'urée des 24 heures, j'ai constaté 30 fois une quantité d'urée inférieure à la normale, 15 fois une quantité d'urée égale à la normale, 14 fois une quantité d'urée supérieure à la normale. J'ai vu le chiffre de l'urée tomber à 9 gr. et monter à 37 gr.

On comprend que les stimulants de la dénutrition nécessaires dans le premier cas sont interdits dans le second.

Les iodures, surtout l'iodure de potassium, la gymnastique, les grands exercices musculaires m'ont paru avantageux quand le poids quotidien de l'urée excrétée était inférieur à 23 gr. ; j'ai évité de les prescrire quand le chiffre de l'urée dépassait 27 gr.

Le poids du corps, chez les obèses, dépendant en grande partie du tissu adipeux et le tissu adipeux ne fournissant pas d'urée, je n'ai pas besoin de faire remarquer qu'on doit tenir compte seulement du chiffre brut de l'urée émise en 24 heures, et non du poids de l'urée correspondant à chaque kilogramme du poids du corps.

Si l'adulte bien portant et de moyenne corpulence élimine, en France, chaque jour, environ 0 gr. 340 d'urée par kilogramme, ce chiffre chez les obèses est presque toujours inférieur : sur 59 cas, je ne l'ai vu que quatre fois égal ou supérieur ; par contre, je l'ai vu toucher à 0 gr. 110. »

TABLEAU DE L'EXCRÉTION QUOTIDIENNE DE L'URÉE CHEZ 59 OBÈSES (M. Ch. Bouchard).

POIDS DU CORPS.	POIDS DE L'URÉE des 24 heures.	POIDS DE L'URÉE des 24 heures par kil. du poids du corps.
kilogrammes	grammes	grammes
107. 3	19. 9	0.185
82. 9	23.27	0.280
84	17.53	0.208
109	14.24	0.130
111	28.29	0.255
82. 1	26.88	0.327
101	35.96	0.356
92. 7	25.48	0.274
95. 5	26.62	0.278
129. 9	28. 6	0.220
145.65	37.12	0.254
126. 2	25.96	0.205
102. 4	29.74	0.290
77. 7	15. 6	0.201
80. 5	21. 4	0.261
96. 6	26. 4	0.273
92. 1	27. 2	0.295
93. 2	17.42	0.186
110. 5	25. 7	0.232
138	22. 5	0.163

POIDS DU CORPS.	POIDS DE L'URÉE des 24 heures.	POIDS DE L'URÉE des 24 heures par kil. du poids du corps.
kilogrammes	grammes	grammes
89.75	18. 9	0.210
113. 6	31. 8	0.280
79. 1	14.62	0.184
89.95	26.22	0.298
74. 2	15.21	0.205
98. 8	21	0.212
84. 2	29. 8	0.342
125	18.62	0.149
100	21	0.210
84	9. 4	0.112
126	19. 2	0.152
81	13.39	0.165
122. 5	34	0.277
90	28.75	0.319
79. 5	25.62	0.322
130	24.73	0.190
88	20.27	0.230
109. 5	28.24	0.257
93	17.34	0.186
97. 5	13.87	0.142
119	18. 4	0.154
97. 5	15. 4	0.158
84 .5	31.45	0.372

POIDS DU CORPS.	POIDS DE L'URÉE des 24 heures.	POIDS DE L'URÉE des 24 heures par kil. du poids du corps.
kilogrammes	grammes	grammes
70.75	18.88	0.266
107	17.46	0.163
82	12.22	0.149
112, 5	12.45	0.110
90	18. 5	0.205
86. 5	25	0.289
104. 5 .	16.63	0.209
122	25.58	0.159
117	24. 5	0.209
88. 8	23.76	0.261
97. 5	19. 7	0.202
133	21. 5	0.161
115. 5	34.75	0.300
84.75	28. 5	0.336
115	22. 5	0.195
105	28.75	0.273

59 cas...
	Urée inférieure....	30
	Urée normale......	15
	Urée supérieure....	14

« Il y a quelque chose de très-réconfortant dans la notion d'un spécifique. »

En existe-t-il contre l'obésité ?

Je n'en connais aucun.

Les remèdes ont certainement une action favorable prononcée, mais à titre accessoire.

X. *Hygiène.* — C'est à l'hygiène qu'il faut s'adresser pour des moyens efficaces contre l'obésité. Ainsi régime sec, mets préparés avec peu de liquide ou de graisse ; peu de sucre, grande sobriété de boissons ; sommeil court ; lit dur ; activité d'esprit et du corps.

« Mangez et buvez sobrement. »

Cela veut-il dire se priver absolument de bonnes choses ?

Loin de là.

Les auteurs permettent l'usage de toutes les viandes faites, sauf de la chair indicible, c'est-à-dire le porc ; du gibier, à l'exception des cailles, râles et autres oiseaux très-gras :

De la volaille ;

Du poisson à part les espèces huileuses ;

Des crustacées et mollusques ;

De légumes, excepté ceux qui renferment du sucre et de la fécule ;

Des fruits de diverses espèces ;

Du pain, en petite quantité ;

Des vins, sauf les vins sucrés, les mousseux et les alcooliques.

Certainement le choix ne fait pas défaut.

Le régime du système, dit de Banting, est loin d'être celui d'un anachorète, loin, en vérité, « des sauterelles et du miel sauvage » du prophète (saint Mathieu, III, 2).

« Les quatre secrets ordinaires de la santé sont : lever matin, exercice, propreté personnelle, abandon de la table avant satiété. »

« Mais le travail musculaire ne suffit pas pour faire maigrir.

Un exercice modéré et soutenu engraisse.

Pour obtenir la résorption de la graisse il faut le travail forcé, c'est-à-dire *l'effort répété, plus la vitesse.* »

On doit éviter les bains chauds prolongés et prendre journellement des bains ou des douches froides.

Il est de la première importance que les fonctions de la peau soient bien entretenues.

Les bains d'air chaud, comme on les administre dans les établissements appelés « Hammam », qu'on trouve dans presque tous les grands centres ; accompagnés de frictions, de massage et suivis de bain ou de douches froides, sont un excellent moyen pour atteindre ce but.

Un masseur, homme intelligent et observateur, auquel je demandais quelques renseignements, m'a conseillé de séjourner d'abord peu de temps (2 à 5 minutes) dans la chambre la *plus chaude,* puis de passer dans la deuxième chambre, d'y rester 5 à 10 minutes et enfin d'entrer dans la grande chambre.

Il a cru observer que la transpiration se faisait plus rapidement et plus abondamment, qu'en procédant de la façon inverse.

J'ai suivi son conseil à plusieurs reprises et je m'en suis bien trouvé. (Avant de pénétrer dans la première chambre, il est bon de se mouiller les cheveux avec de l'eau froide).

Il faut pourtant se rappeler *qu'il est dangereux pour certaines personnes de s'exposer à ces fortes températures.*

Le médecin devrait toujours examiner le cœur et les

artères de son malade avant de lui recommander un tel traitement.

Pour ce qui regarde le massage, des gens vigoureux devraient le pratiquer.

Il faut, pour ainsi dire, *pétrir* la chair.

Le D' Voillemier, professeur agrégé de l'école de médecine et chirurgien des hôpitaux de Paris, m'assure avoir, plusieurs fois, obtenu de bons résultats de la compression (poussée au besoin jusqu'à la production d'ecchymoses) ; la compression amènerait une résorption du pannicule graisseux sous-cutané.

Pour les obèses ventrophores, une ceinture élastique est non-seulement très-utile mais aussi un moyen de soulagement considérable.

Ils devraient la serrer *avant* de commencer leurs repas,

XI. *Entraînement.* — L'entraînement, comme il est pratiqué par les athlètes anglais, n'est guère que l'application des règles hygiéniques.

On a vu les résultats auxquels l'on arrive par le moyen des courses dites de déperdition (wasting).

Que les obèses prennent courage, mais qu'ils prennent *leur courage à deux mains*, car de leur constance et résolution dépend, en grande partie, leur cure.

« Si vous vous trouvez plus gras, plus beau et d'un meilleur teint qu'à l'ordinaire, prenez garde à votre santé. »

APPENDICE

DE LA MAIGREUR (1)

« 24me leçon, 20 mai 1876, professeur A. Gubler — An-
« tithèse à la cure de réduction et d'amaigrissement, cure
« d'engraissement et de pléthore.

« Physiologie pathologique de la maigreur, émaciation.

« *Définition*. — La maigreur est l'absence de tissu cel-
« lulo-adipeux et atrophie simultanée des muscles et par
« fois des autres organes actifs.

« Il ne peut être question que de maigreur excessive,
« souvent accompagnée d'émaciation musculaire.

« L'excès de maigreur est relatif ou absolu. Maigreur
« avec privation absolue de graisse sous-cutanée est l'ex-
« cès rélatif; état enviable pour l'homme, redoutable pour
« la femme.

« Pour celle-ci l'absence des formes moelleuses et arron-
« dies, c'est l'absence de la fraîcheur et de la grâce. Pour
« le sexe fort, c'est l'attribut de l'énergie et de l'agilité, la
« preuve d'un état d'entraînement.

« La maigreur plus avancée avec disparition de la graisse
« péri-oculaire ainsi que de la boule graisseuse des joues,
« est l'excès absolu.

« Les causes de la maigreur sont :

« 1° Insuffisance de nourriture en général ou d'aliments
« spéciaux, graisse et féculents, sucre, ou d'élaboration
« par les organes digestifs; c'est la maigreur famélique;

---

(1) J'appelle l'attention du lecteur sur cet extrait des leçons du professeur Gubler, pour lequel je lui dois des remercîments tout particuliers.

« 2° Usure excessive par travail exagéré, insomnie,
« maladies fébriles, éréthisme normal chez des sujets ner-
« veux, offrant une sorte de fièvre habituelle ; c'est la
« maigreur consomptive ;

« 3° Anomalie morphologique ou atrophique héréditaire
« ou acquise; c'est la maigreur constitutionnelle.

« La maigreur caractérise certaines familles, comme
« l'embonpoint certaines autres. De même que certaines
« conformations : taille moyenne ou petite, épaules incli-
« nées, système osseux grêle, articulations petites, fines
« attaches, ceinture petite, extrémités mignonnes, appellent
« l'embonpoint, de même : taille élevée, épaules carrées, os
« volumineux, articulations grosses, ceinture large, extré-
« mités lourdes entraînent l'aridité des formes, comme si
« cette grande charpente, difficile à nourrir, épuisait toutes
« les ressources.

« D'ailleurs j'ai remarqué que le développement exagéré
« du système osseux prédispose aux lésions tuberculeuses.
« Peut-on induire quelque indication thérapeutique de ces
« associations de phénomènes ?

« Il est permis de se demander s'il ne serait pas utile
« d'accroître la ration de phosphate ou phospho-glycérate
« de chaux, afin d'en laisser disponible dans l'économie
« pour servir à la nutrition des autres tissus.

« A part cela la maigreur (phénomène d'hérédité ou
« d'atavisme) constitutionnelle semble peu modifiable chez
« l'individu, et ne pouvoir disparaître que dans la descen-
« dance par la continuité de l'action des agents de l'hy-
« giène et par le choix des conjoints.

« Il n'en est pas, sans doute, de même pour la maigreur
« constitutionnelle *acquise.*

« Certains remèdes ou conditions hygiéniques sont efficaces. »

« Les injections hypodermiques de sublimé corrosif
« (Liégeois) faisaient augmenter le poids aux lapins.

« Wadd a fait remarquer que l'administration de mer-
« cure est presque un *modus pinguefaciendi*.

« Seulement il est probable que ce métal n'est pas un
« eutrophique mais un hypoglobulisant. Le moyen est
« donc anceps.

« Le cuivre, dont Rademacher fait le fond de sa thé-
« rapeutique, jouit peut-être de propriétés eutrophiantes
« plus inoffensives et moins douteuses. Il y a des observa-
« tions favorables de Schœder Van der Kolk; Brodie,
« Hawkins en ont aussi signalé l'efficacité contre les
« grandes névroses (sulfate cuprique, sulfate de cuivre
« ammoniacal, eau céleste).

« L'arsenic, à en juger d'après l'usage populaire dans la
« Basse-Autriche, Styrie, Corinthe, et les témoignages des
« médecins Ischudi, produit des effets engraissants cer-
« tains.

« Son action physiologique est de réduire les combus-
« tions et par conséquent les pertes.

« S'il fallait en croire le Dr Wyman la Fusel - Oil
« (huile de grain) formée en majeure partie par l'alcool
« amylique ($C^{10} H^{12} O^2$), excite la nutrition, fait engraisser.
« Cinq à dix gouttes pour adultes, une demi-goutte à deux
« gouttes pour enfants. Elle produit des effets merveil-
« leux, d'après Wyman, chez les enfants amaigris.

« La distillation du produit de la fermentation des
« graines céréales ou de la pomme de terre, est la « Fusel-
Oil ».

« Cette huile de grain est constituée par un mélange
« d'alcool ordinaire ou vinique, propylique, butylique,
« amylique en proportion très-supérieure, caproïque, plus
« un peu des *éthers* de ces différents alcools. Le nom
« d'huile est justifié par l'aspect huileux, la non-misci-

« bilité à l'eau et le point élevé d'ébullition variant de
« 120° à 145° (centigrade).

« L'alcool amylique bout à 138°.

« Ce mélange d'alcools et d'éthers divers provenant
« de la distillation des produits fermentés de la pomme
« de terre ou de l'orge, etc., est *très-toxique*.

« Les rayons violets du spectre lumineux.

« La lumière, indispensable aux végétaux, sauf de rares
« exceptions (Mucédinées), est très-utile aux animaux qui
« s'étiolent aussi dans l'obscurité.

« Les rayons violets chimiques semblent particulière-
« ment efficaces pour favoriser la nutrition (exp. de J.
« Béclard, vers 1847) chez les animaux.

« Le professeur Secchi croit avoir remarqué l'*action*
« *sédative* de la lumière violette sur le système nerveux
« chez les sujets affectés de délire, d'agitation.

« Cette influence s'explique peut-être par le fait d'une
« nutrition plus active du système nerveux qui serait
« atteint de troubles fonctionnels de nature asthénique.

« Enfin le Dr Ruspini propose de garnir de vitres vio-
« lettes les chambres des enfants chlorotiques ou mal dé-
« veloppés ; c'est à vérifier.

« Dans la maigreur famélique ou par insuffisance de la
« masse, ou de certains aliments propres à l'engraisse-
« ment les indications sont claires et faciles à remplir.
« Il faut augmenter la nourriture ; faire prédominer les
« matières grasses ordinaires (beurre, axonge, huile) ou
« assimilées (huile de foie, foies gras), féculentes et
« sucrées. »

Wadd, *Com. on. corp.*, *loc. cit.*, p. 102. « La maigreur
n'est pas moins exposée au ridicule que l'obésité.

« Un révérend docteur en divinité, de très-mince apparence, fut un jour accosté par un vulgaire individu qui, après l'avoir regardé de la tête aux pieds, dit enfin : « Bien docteur ! j'espère que vous avez pris soin de votre âme ! Pourquoi, mon ami, dit l'aimable ombre, êtes-vous si inquiet des soins que j'ai pu prendre de mon âme ? Parce que, reprit l'autre, je puis vous dire que votre *corps* ne vaut pas la peine que l'on s'en occupe. »

Id. « Jonas Hanway, qui était remarquablement maigre, fut rencontré par un homme très-gris qui s'avançait vers lui en suivant une direction si irrégulière que l'on aurait pu supposer qu'il avait affaire des deux côtés du chemin.

« Hanway s'arrêta lorsque l'individu fut à son niveau, pour lui donner le choix ; mais notre homme se tint aussi immobile que son état d'ivresse pouvait le lui permettre sans essayer de passer d'un côté ou de l'autre.

« Après s'être regardés réciproquement un instant : « Mon ami, dit Hanway, vous paraissez vraiment comme si vous aviez *trop bu* ! Ce à quoi l'homme répondit avec une grande naïveté : Et vous, mon ami, vous paraissez être comme si vous *mangiez très-peu* !

Id., p. 107. « Parmi les plus singulières indications pour engraisser les gens qui nous ont fourni nos recherches, le système de la flagellation est le plus fantasque.

Dans le « *Artificial Changeling* », nous lisons que les Mangones, dans le but de rendre leur corps plus gras pour la vente, avaient l'habitude de frapper leur postérieur et leur dos avec des verges et arrivaient ainsi par degrés à se rendre plus charnus ; on dit même que cela est considéré par Galien comme un stratagème qui n'est pas à dédaigner pour attirer les particules nourrissantes vers l'extérieur. »

(Je suis d'avis que bien des gens se montreraient récalcitrants à cette méthode pour faire engraisser et y préféreraient rester maigres.)

« L'opération de la flagellation a été, dans les temps anciens, pratiquée par les ecclésiastiques aussi bien que par les docteurs en médecine, et quelques secrets très-curieux ont été divulgués par l'abbé Boileau dans l'histoire des flagellants. »

« Mais le travail qui entre le plus dans nos vues est celui de Meibomius : De l'utilité de la flagellation. »

« Jérôme Mercurialis, dit Meibomius, nous apprend que plusieurs médecins ont ordonné la flagellation à des personnes maigres pour les engraisser et leur donner de l'embonpoint. »

« Galien, citant à ce sujet les stratagèmes des marchands d'esclaves, qui se servaient de ce moyen pour les faire paraître plus brillants de fraîcheur et d'embonpoint, ne laisse aucun doute sur l'efficacité de ce remède.

« Il est certain qu'il fait gonfler la chair et attire à elle les aliments. Personne n'ignore que la flagellation avec des orties vertes a le plus grand succès pour raffermir les membres et rappeler la chaleur et le sang dans les parties qui en sont privées. (Meibomius, De l'utilité de la flagellation, p. 33.)

Il ajoute : « Combien de nourrices, sans avoir consulté Jérôme Mercurialis, ni Galien, ont recours à ce stratagème qu'elles connaissent par tradition, et claquent les enfants sur les fesses, avant de les rendre à leurs mères, trompent par cet embonpoint factice et momentané, la confiance des tendres parents qui leur ont confié ces intéressantes créatures. »

« Le Dr Paris avait un cas d'émaciation chez un gentleman qui ne mangeait jamais de sel ; on l'avait persuadé d'agir ainsi et il reprenait. »

Je dois à l'obligeance de mon ami, M. G. Marchand (de Toulouse), interne des hôpitaux de Paris, les deux observations suivantes :

« OBSERVATION I.— D... (Théophile-Joseph), menuisier, âgé de 31 ans. Crachements depuis très-longtemps, vomis-sements de sang caillé pendant deux jours, arrêtés par le perchlorure de fer. Ensuite toux sèche nuit et jour, dou-leur vague dans le dos, douleur précordiale avec sensation de mouvements désordonnés du cœur obligeant le malade à comprimer le côté avec ses mains pour arriver à pouvoir respirer ; soif ardente, dégoût des aliments, extinction de voix complète.

20 septembre 1876. En haut du poumon gauche submatité et respiration rugueuse, affaiblissement du murmure vésiculaire, respiration normale à droite.

23 novembre 1876. Amélioration, mais la respiration est toujours rugueuse à gauche.

Au commencement du traitement le poids du malade était de 62 kilogrammes.

<pre>
1er novembre 1876 poids 76 kilos.
23   »   »   »   78 »
21 décembre   »   »   82 »
6 janvier 1877   »   84 »
</pre>

A partir de cette époque le poids ne varie guère que d'un kilogramme.

Traitement au début :

1° Tous les matins une cuillerée à bouche d'huile de foie de morue, dose augmentée progressivement jusqu'à huit cuillerées par jour.

2° Tous les soirs une tasse de lait chaud avec un quart de verre d'eau de Baréges.

3° Vésicatoires volants sur le sommet gauche en arrière ; dans les intervalles applications de teinture d'iode.

4° Au moment du repos vingt-cinq centigrammes de poudre de quinquina.

5° Nourriture exclusivement composée de viandes sai-
gnantes.

15 avril 1877. Le poids se maintient à 84 kilogrammes.

Sous l'influence du traitement, diminution progressive
de la soif et de l'irritation de l'estomac.

Respiration plus facile et disparition presque complète
de la toux ; cependant le matin au réveil il y a encore une
petite toux sèche avec quelques vomissements.

L'appétit revient et la digestion est plus facile ; amélioration sensible au point de vue de la voix.

« Obs. II. — A. L..., 7 décembre 1876. Toux sèche et
continue, douleur dans le dos entre les épaules, pas de
force, respiration difficile, crachements de sang.

Traitement :

1° Tous les matins une cuillerée à bouche d'huile de foie
de morue, en augmentant progressivement jusqu'à huit
cuillerées.

2° Vésicatoires sur l'épaule gauche répétés tous les six
jours.

3° Un demi-verre d'eau de Baréges à chaque repas.

21 décembre 1876. Même traitement, augmentation de
poids, deux kilogrammes.

18 janvier 1877. Augmentation de trois kilos et demi.

18 février 1877. Toujours sous l'influence du même traitement, l'amélioration continue, mais l'appétit diminue et
les digestions deviennent difficiles ; on donne alors du fer
et de la rhubarbe ; le poids s'augmente d'un kilogramme.

8 avril 1877. Augmentation de poids d'un kilo et demi ;
suppression des vésicatoires. Pendant le traitement le
poids du malade a augmenté de huit kilogrammes. Pas
d'ascendants tuberculeux : père, âgé de 74 ans.

OBSERVATIONS

Obs. I. — « On sait que Guillaume Ier, dit le Conqué-
rant, roi d'Angleterre, avait pris un embonpoint excessif
qui l'incommodait beaucoup et dont il cherchait à se déli-
vrer par des médicaments. Philippe Ier demanda un jour,
en plaisantant, si personne ne pouvait lui dire quand le
roi d'Angleterre relèverait de ses couches ; celui-ci, in-
formé de la raillerie, lui fit répondre qu'au jour de ses re-
levailles, il irait à Notre-Dame de Paris lui présenter dix
mille lances en guise de cierges. Il vint, en effet, saccager
Mantes ; mais en voulant sauter un fossé avec son cheval,
il heurta si fortement du ventre contre l'arçon de sa selle,
qu'il ne tarda pas à mourir des suites de cette violente con-
tusion. »

Obs. II. — *Graefe und Walther's journal der Chirurgie*,
t. IX, 3e cahier, ext., par V. Stœber. D., M., *Archives de
Médecine*, t. XVI, 1° série, 1828, p. 276. — Le 17 octobre
1825, le docteur Graefe fut appelé chez le nommé Kroeker,
boucher, âgé de 37 ans, qui, par suite d'un développement
excessif de graisse dans toutes les parties de son corps,
était atteint de dyspnée et d'accès de suffocation.

Les accidents furent combattus par des saignées répétées, deux et même trois fois par jour, et par des purgatifs
donnés à doses assez fortes pour provoquer de seize à
trente selles dans les vingt-quatre heures ; la sécrétion de

l'urine fut activée par de petites prises de digitale pour-
prée, et le malade, qui depuis longtemps se nourrissait
exclusivement de viande, fut mis à une diète purement
végétale, et eut de l'eau ou de la limonade pour boisson.
Les évacuations alvines ressemblaient à de l'eau tenant
du savon en dissolution, et répandaient, ainsi que tout le
corps du malade, une odeur graisseuse et nauséabonde.
Une quinzaine environ avant de tomber malade, Kroeker
s'était fait peser, et son poids avait été trouvé de 363 livres. Après quinze jours de traitement, ce poids se trouva
réduit de 50 livres. Le corps présentait alors les dimensions
suivantes : hauteur, 5 pieds 4 pouces; circonférence du
bas-ventre, 5 pieds 5 pouces; circonférence des cuisses,
2 pieds 4 pouces; circonférence des mollets, 1 pied 7 pouces; longueur des mamelles, 8 pouces; circonférence de
ces derniers organes, 1 pied 8 pouces.

Le malade ne supportant plus les laxatifs, à cause des
nausées et des coliques qu'ils déterminaient, M. Graefe
eut recours à la teinture d'iode, donnée à la dose de vingt
gouttes, quatre fois par jour, et ce remède fut continué,
avec le plus grand succès. La dyspnée était déjà beaucoup
diminuée quand on commença l'usage de l'iode, et elle
disparut complètement sous l'influence de ce médicament.
Le poids du corps éprouva aussi une réduction considérable; ainsi le 14 novembre, il n'était plus que de 316 livres;
le 12 décembre, de 293; le 20 janvier 1826, de 284; le 16 février, de 267; enfin, au mois de juin, il ne s'élevait plus
qu'à 209; par conséquent, il avait diminué de 154 livres
dans l'espace de neuf mois.

Kroeker n'avait commencé à engraisser que quatre ou
cinq ans avant cette maladie. Cette sécrétion extraordinaire de graisse paraît avoir pour cause une activité morbide de l'estomac; en effet, cet homme était tourmenté
d'une faim continuelle, qu'il tâchait de satisfaire en dévo-

rant des quantités énormes de viande. Pendant longtemps il lui fallait 16 livres de bœuf pour le rassasier, plusieurs fois il avait gagé qu'il mangerait dans un jour un veau entier, bouilli dans l'eau et assaisonné de sel, et chaque fois qu'il avait fait de semblables paris, il les avait gagnés. Il ne buvait que trois bouteilles, au plus, de bière par jour, quantité extrêmement faible si on la compare à celle des aliments.

Obs. III. — Percy et Laurent, *Dict. des sciences médicales*, t. VII, p. 104, 1813. — Le docteur Coe nous a donné l'histoire curieuse d'Edouard Bright, qui, à l'âge de 10 ans 1|2, pesait 140 livres ; à 20 ans, 350 livres, et treize mois avant de mourir, 584 livres. Il avait cinq pieds neuf pouces de hauteur; la circonférence de son corps, mesurée sous les aisselles, était de cinq pieds six pouces, et sur le ventre, de cinq pieds onze pouces ; le bras avait deux pieds deux pouces, et la jambe deux pieds huit pouces de circonférence. »

Obs. IV. — *Gazette médicale de Paris*, t. VII, 1839, p. 58. — Un homme, âgé de 47 ans, boucher, de constitution lymphatique héréditaire, de petite stature, avait employé beaucoup de moyens contre son obésité. Au mois de mars 1837, M. Geittles fut consulté ; alors le malade pesait 357 livres; les moindres mouvements étaient pénibles; l'oppression de poitrine était si forte qu'il avait l'aspect d'un homme étranglé : le foie était très-tuméfié ; les seins étaient si gros que chacun avait dix pouces de diamètre ; une matière blanchâtre suintait des mamelons; la transpiration avait une odeur ammoniacale, l'appétit était vorace et le malade dormait peu.

Traitement : diète sévère, abstinence de tout aliment animal, puis méthode de Peschier ; 8 grains de tartre stibié dans quatre onces d'eau distillée, plus tard 12, et enfin 16 grains par jour.

Le malade supporta bien le tartre stibié; l'asthme devint moindre, mais l'obésité ne diminua pas.

On eut recours à l'eau d'Adelhaid, dont le malade ne prit au commencement que deux petits verres ; la dose fut augmentée jusqu'à une demi-bouteille.

Dans les excréments, on trouva beaucoup de matières de nature graisseuse, ainsi que dans les urines qui étaient copieuses.

Après l'usage de 32 bouteilles, prises dans un espace de cinq mois, le malade ne pesait plus que 113 livres ; ses mouvements étaient plus faciles ; mais comme la peau était devenue pendante, flasque et sans énergie, on supprima l'eau d'Adelhaid pour faire usage des bains d'Ischler. Ceux-ci, joints à l'exercice qu'on fit faire au malade en le faisant labourer la terre et monter à cheval, le débarrassèrent complètement de son infirmité. »

Obs. V. — *Gazette médicale de Paris*, t. XII, 1857, p. 584. — « M. le docteur Marcé présente à l'Académie, au nom de M. Baillarger, un exemple remarquable d'obésité, c'est un sujet âgé de 13 ans et demi ; son père est fort bien portant, mais n'offre rien d'anormal du côté de l'embonpoint et de la stature. — Sa mère se trouve également dans des conditions de santé régulière.

Il est le cinquième de sept enfants ; ses frères et sa sœur sont bien conformés, mais le sixième, qui était remarquable par un développement considérable, a succombé à l'âge 22 mois.

Lorsque Philippe Hutin est venu au monde, il était déjà très-volumineux, et l'accouchement a été long et pénible. L'enfant a toujours été remarquable, dans les années qui suivirent, par sa grosseur et son grand appétit.

Il pèse tout habillé 214 livres; sa taille est de 1^m,30.

Sa tête est enfoncée entre les épaules et un peu renversée en arrière ; le cou a presque entièrement disparu et est remplacé par un sillon transversal.

Le thorax est garni en avant de deux mamelles volumineuses, dans lesquelles le palper ne fait reconnaître aucune trace de tissu glandulaire.

L'abdomen est pendant et recouvre presque entièrement les parties génitales, qui sont normalement développées. Le pubis est garni de poils.

Le dos, les fesses, les cuisses sont garnis de coussins adipeux qui leur donne un volume énorme. La marche est facile, mais la respiration est suspirieuse et haletante, et le sujet peut difficilement monter un escalier ; les battements du cœur sont réguliers et sans bruit de souffle.

Les fonctions digestives sont bonnes, et l'appétit est considérable. L'intelligence est parfaitement développée.

Voici les résultats de la mensuration pratiquée en divers points :

Circonférence du thorax, au niveau de l'appendice xyphoïde.	1^m	21
— de l'abdomen, au niveau de l'ombilic........	1^m	33
— du cou....................................	0^m	47
— de la face, au-dessus de la bouche..........	0^m	46
— d'un creux axillaire à l'autre en avant.......	0^m	42
— — en arrière......	0^m	43
— du bras, au niveau des attaches du deltoïde...	0^m	37
— de la cuisse, à la partie moyenne...........	0^m	74
— du genou................................	0^m	58
— de la jambe, au-dessus du pied.............	0^m	28

Obs. VI. — Brillat-Savarin, *loc. cit.*, p. 236. Edouard avait au moins cinq pieds dix pouces mesures de France, et comme la graisse l'avait gonflé en tous sens il avait au moins huit pieds de circonférence. Ses doigts étaient comme ceux de cet empereur romain à qui les colliers de sa femme servaient d'anneaux : ses bras et ses cuisses étaient tubulés, de la grosseur d'un homme de moyenne stature, et il avait les pieds comme un éléphant, couverts par l'augmentation de ses jambes; le poids de la graisse avait entraîné et fait bâiller la paupière inférieure; mais ce qui le rendait hideux à voir, c'étaient trois mentons en sphéroïdes qui lui pendaient sur la poitrine dans la longueur de plus d'un pied, de sorte que sa figure paraissait être le chapiteau d'une colonne torse.

Dans cet état, Edouard passait sa vie assis près de la fenêtre d'une salle basse qui donnait sur la rue, et buvant de temps en temps un *verre d'ale*, dont un pitcher (cruche) de grande capacité était toujours auprès de lui. »

Obs. VII. — « Wadd, Cursory remarks, *loc. cit.*, p. 105. M. Lambert, de Leicester, pesait *sept cent trente-huit* livres (anglaises).

A sa mort, à Kensington, 18.... M. S., âgé de 38 ans, pesait 420 livres. Jusqu'à l'âge de 20 ans, il n'était pas remarquablement obèse : à cette époque un parent lui laissant une grande fortune, il s'adonna à une vie oisive et luxueuse et devint si obèse qu'il ne pouvait plus se mouvoir. Il *buvait* à *l'excès* du *vieux ale* [old ale].

Obs. VIII. — Id., p. 106. Le capitaine K... pèse près de 392 livres. Il est *très-gros mangeur* et pendant la nuit boit de 3 à 4 quartes, c'est-à-dire 6 à 8 pintes d'eau.

Obs. IX. — Id., p. 102. Keysler nous raconte l'histoire d'un jeune Anglais, de Lincoln, qui mangeait *dix-huit livres de bœuf par jour*, et mourut en 1724, à l'âge de 28 ans. Il pesait 530 livres.

Obs. X. — Id., p. 68 et seq. « M. J..., de Saint-John's College, âgé de 18 ans, pesait 252 *livres*, et, à l'âge de 40 ans, plus de 432 *livres*. »

« Le fils de l'évêque de ..... à l'âge de 19 ans, pesait près de 280 livres. Un de ses camarades, fils d'un diacre, qui était très-maigre, s'étonnant de leur différence de poids, lui en demandait la raison. Voici la réponse :

> There's a différence between
> A Bishop and a Dean
> And I'll tell you the reason why
> A Dean cannot dish up,
> A dinner like a Bishop,
> To feed such a fat son as I.

(Il y a une différence entre un évêque et un diacre, et je vous dirai laquelle : un diacre ne peut pas faire servir un dîner pour nourrir un fils aussi gras que moi.)

Il arrive souvent que l'accumulation de la graisse autour du cœur et dans certaines parties internes devient si grande, qu'elle peut occasionner une mort subite, sans qu'on ait pu remarquer une apparence extérieure notable d'embonpoint. »

Id., p. 68. « Obs. XI. — Un monsieur âgé de 40 ans, qu'on supposait mort de quelque maladie cérébrale, ne présentait aucune apparence qui pût raisonnablement expliquer sa mort.

En soulevant le sternum, on trouva que la place où est situé le thymus chez les enfants et l'intervalle des parois du médiastin encombrés de graisse, le cœur lui-même était enveloppé dans une masse graisseuse ; du côté de l'abdomen la quantité était immense.

Le grand épiploon n'était qu'une masse épaisse de graisse, pesant près de *neuf livres*, le mésentère aussi constituait une masse informe sans aucune apparence d'organisation ou de glande. »

Obs. XII. — Id. M. le Dr Brian Higgins, si connu comme

un des premiers réformateurs de la science chimique dans
la Grande-Bretagne, présenta, comme symptômes précé-
dant immédiatement la mort, pendant une période qui ne
dépassa pas douze heures, un malaise dans la région précordiale. Il prescrivit pour lui-même une saignée et un
sinapisme sur le sternum; le sang donna la couenne
inflammatoire (buffy surface); le malade se mit au lit vers
10 heures du soir, se plaignant encore de l'oppression de
la poitrine. Après être resté environ une heure au lit, sa
femme fut réveillée par l'agitation qui s'était manifestée
et que provoquait l'augmentation dans la difficulté de respirer. Les sens du malade étaient en parfait état, mais il
ne conservait plus la force de résister, et il mourut dans
quelques minutes, suivant toute apparence, par suite d'oppression respiratoire.

Il avait souvent parlé à ses amis médecins d'une espèce
de gêne et d'oppression dans la région précordiale, ce qui
avait suggéré à ceux-ci l'idée probable d'un épanchement
dans la poitrine ou le péricarde.

Cependant, les symptômes n'avaient jamais paru inquié-
tants et n'avaient pas forcé le malade à garder le lit.

Le matin même du jour où il est mort, il avait fait une
promenade et était rentré chez lui en se plaignant de voir
augmenter le sentiment d'oppression dans la poitrine. Il
était considéré comme un homme *un peu obèse*, mais pas
d'une façon exagérée.

Le corps fut ouvert le lendemain de la mort et offrit le
plus remarquable aspect d'accumulation graisseuse que
l'on ait pu observer.

La division des téguments thoraciques et abdominaux
présenta une couche de graisse d'une épaisseur d'au moins
deux pouces, couvrant les muscles; ces derniers étaient
peu développés et montraient une texture lâche, ramollie
et graisseuse, comme s'ils avaient séjourné dans l'huile.

La partie supérieure du péritoine était d'un aspect inaccoutumé ; il avait un dédoublement sans adhérence avec l'abdomen et formant une poche qui contenait une grande quantité de graisse molle, s'étendant vers la région épigastrique.

A l'ouverture de l'abdomen, on trouva le grand épiploon énorme ; la portion supérieure avait au moins trois pouces d'épaisseur, et, vers la partie qui se retourne du côté du sternum, la grande courbure du côlon pouvait être aperçue seulement par intervalles, serpentant à travers son lit de graisse ; tous les viscères étaient chargés et embarrassés de tissu graisseux. A part un petit nombre de calculs dans la vésicule biliaire, on ne trouva aucun signe s'éloignant de la santé ; le thorax étant ouvert, les poumons apparurent en parfait état, mais comprimés par un large cœur : leur cavité était réduite par la graisse abdominale qui refoulait le diaphragme.

A l'ouverture du péricarde, une grande masse de graisse se montra, c'était le cœur, encombré par cette matière. On ne pouvait apercevoir aucune portion musculaire, jusqu'au moment où la graisse fut enlevée, les fibres de l'organe, par suite de ce fardeau, parurent tout à fait impropre à remplir les fonctions de la circulation. Aucune altération morbide n'était visible dans cette cavité. Aucun liquide ne se trouvait dans la péricarde ni dans la poitrine. »

Obs. XIII. — Wadd, Com. on Corp. p. 46. Obs. II, d'un sportsman obèse.

« Ayant causé avec vous du sujet ci-dessus et sachant que vous en faites un objet d'étude, je suis désireux de connaître votre opinion sur l'innocuité et le traitement au moyen duquel l'obésité peut être diminuée par des médicaments.

« Je deviens plus lourd et plus gros que je ne voudrais

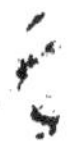

(mon poids ordinaire, il y a quelques années, était de 210 livres (anglaises), et je suis maintenant arrivé à 266).

L'exercice que je prends ne peut en rien prévenir ces effets.

Je ne voudrais pas être soumis à un régime d'abstinence, mais à quelque système qui, par une manière de vivre *modérée,* pourrait me ramener graduellement à mon ancien état.

« Je suis tout à fait bien portant et j'aurais peu à me plaindre si je n'étais empêché de me livrer aux exercices sportiques que j'entreprenais avec beaucoup d'agrément lorsque j'étais plus maigre, et si je n'avais observé que les personnes disposées à grossir perdent leur activité avant l'âge. »

Remarques. — Ce gentleman était un ardent sportman, prenait un exercice excessif, se livrait tous les matins à de grandes fatigues, et le soir se dédommageait de ses courageux travaux en mangeant, buvant et dormant.

La fatigue de ses distractions sportiques étant prévenue à l'avance par quelques rasades accidentelles de « stout ale ».

Il me fit l'honneur d'une visite, et je trouvai, comme il l'avait constaté, qu'il était en parfait état de santé; mais sa corpulence contrariait ses desseins « il ne pouvait aller à travers les bois aussi facilement qu'il le faisait autrefois », « et il ne pouvait pas trouver aussi facilement un cheval pour le porter ». « Maintenant que me recommandez-vous de faire? »

Tenez vos yeux ouverts et votre bouche fermée.

« Peuh! (poh!) non-sens! cela ne fait pas mon affaire; donnez-moi *quelque chose à prendre.* N'avez-vous pas des pilules? » La même question a été si souvent répétée à des praticiens sérieux qu'ils répondent, avec le docteur de Molière : « prenez des pilules, prenez des pilules! » Les pilules que ce gentleman cherchait, devaient servir à neutraliser *les effets d'une dose d'ale* fort (strong ale), deux gallons par jour (près de 8 litres) formant sa *ration modérée.*

Comme il n'était pas seulement un bon vivant (merry fellow) mais un lettré, je lui donnai l'opinion d'un poëte au sujet de l'ale.

> « Nil spissius illa,
> Dum bibitur, nil clarius dum mingitur, inde
> Constat, quod multas fæces in corpore linquat. »

Il rit et répliqua avec beaucoup de bonne humeur : je vois ce qui en est.

If I am *ale-ing* all day, it follows of course, I must be *ail-ing* all night (si je bois de l'ale toute la journée, il faut que je sois malade toute la nuit). Ma foi ! (egad) je ne puis pas m'en empêcher; je mourrais sans cela, et j'aime mieux mourir avec. »

La quantité de liqueur fermentée (malt liquor) que les hommes absorbent est incroyable, quelquefois elle arrive à quelques « gallons. »

Obs. XIV. — *Id.*, p. 87. Les gens du pays de Galles (Welsh) sont grands buveurs d'ale : et on rapporte qu'un certain squire du pays de Galles, William Lewis, qui mourut en 1793, buvait *huit gallons* d'ale par jour, et arriva à 640 livres (anglaises) (forty stone), ce qui n'est pas improbable d'après les raisons constatées.

Ce « vinum britannicum », provenant des Egyptiens, fut originairement patronisé par les habitants du pays de Galles; il a été subséquemment considéré comme la boisson naturelle des Anglais.

J'ai connu certains honnêtes Cambriens qui, comme Boniface, « le mangeaient et le buvaient », et continuaient à le boire malgré des dérangements organiques qui auraient tué un homme ordinaire.

Id., p. 88. « Rien ne reste sur mon estomac, disait un vieux buveur, excepté les beefsteaks et l'ale d'Hodgson ! Que pensez-vous de mon estomac, eh ! docteur ?

« Je pense que votre estomac est un éstomac bien sensible (a very sensible stomach). C'était une réponse à double entendre. »

Obs. XV. — Un jeune garçon irlandais, obèse. Un cas récemment soumis à l'examen du collége des médecins de Dublin est remarquable à plusieurs points de vue.

Le sujet était issu de parents pauvres. Son père était tailleur de pierre et l'enfant était destiné au même métier. A l'âge de dix-sept ans il avait seulement quatre pieds cinq pouces de taille et un poids de 128 1/2 livres (anglaises). Sa minime stature le faisait paraître littéralement aussi large qu'il était long. Ses joues fleuries et éclatantes de graisse recouvraient son nez et entouraient, pour ainsi dire, ses yeux bleus qui semblaient cependant sur le point de sortir de leurs orbites. Son dessous de menton tombait sur le devant de la poitrine, et d'épaisses masses charnues se voyaient en arrière entre la tête et les épaules, oblitérant presque toute apparence du cou. Il y avait une accumulation marquée de graisse au niveau de la poitrine; le ventre (comme il se trouvait au lit) se répandait de chaque côté et était projeté au-dessous de ses genoux. Les cuisses et les jambes n'étaient pas en proportion des parties supérieures. Les régions postérieures étaient petites en comparaison : les muscles correspondants étaient à la fois petits et inefficaces.

Sa nourriture se composait surtout de pommes de terre, de pain avec du beurre et de thé. Il n'aimait pas beaucoup le sucre.

Il n'avait pas de dispositions à la paresse ni à l'indolence, quoique, depuis le développement de son obésité, il eût passé une grande partie de son temps à dormir.

Son père était court et gros, mais ne pouvait pas du tout être considéré comme trop gras; sa mère pas davantage. Il était l'un de treize enfants dont aucun autre n'avait manifesté des tendances à l'obésité.

En janvier, 1874, il fut pour la première fois présenté par sa mère à une consultation.

Celle-ci constata que pendant les trois ou quatre précédents mois il était devenu si gras qu'il n'avait pas été capable de faire un travail quelconque. Dans le métier de son père, lorsqu'il se penchait, il ressentait une douleur dans la poitrine (got caught in the chest) et ne pouvait pas donner un second coup sur le ciseau.

Sa remarquable apparence provoquait de si joyeuses saillies de la part des étudiants que ni prières ni ordres ne pouvaient le persuader de s'arrêter et de se soumettre à un traitement.

Un mois plus tard il fut encore amené par sa mère et enfermé dans la chambre d'un des élèves résidents, pour le protéger contre les regards inquisiteurs et les observations ironiques d'une foule curieuse.

Vingt-quatre jours après son admission à l'hôpital, il trouva le moyen de s'échapper. A cette époque il pouvait facilement se mouvoir.

En avril dernier, il était devenu très-alarmé de sa situation et il promettait à sa mère que s'il était admis à l'hôpital « il ne s'enfuirait pas de nouveau en courant »; promesse superflue puisqu'il lui était complètement impossible de se tenir debout et encore plus de courir. A part trois ou quatre occasions, il n'avait pas quitté son lit depuis neuf mois. La couleur générale de sa peau était rougeâtre, mais les pieds et les jambes étaient d'une teinte pourpre se rapprochant du bleu. Sous la pression, ces parties livides devenaient tout à fait pâles et recouvraient très-lentement leur nuance bleuâtre.

Il n'avait rien de cette amabilité dont les personnes grasses ont ordinairement le privilége : au contraire il était très-irritable et sujet à de violents accès de colère.

Il était très-sensible au froid et souffrait beaucoup par les temps de neige.

Mesures :

Circonférence du crâne	22	pouces	7[8	
— sous le menton	25	—		
— du bras près de l'aisselle.	13	—		
— du poignet	6	—	3[4	
— de la poitrine	39	—		
— de la taille	39	—		

L'action du cœur est débile, rapide, mais pas irrégulière ni accompagnée de bruits anormaux.

D'après la mesure au spiromètre de Casella on trouvait 56.6 pouces cubes. La respiration était peu profonde et rapide, quoiqu'il n'y eût pas d'obstruction pulmonaire ; sa fréquence moyenne 32.2.

Son appréciation sur lui-même était que « le poids de son ventre lui cassait le dos », et qu'il ressentait cela le plus fortement lorsqu'il essayait de se redresser sur lui-même : il disait aussi que la meurtrissure dans le dos (the grab in the back) augmentait tous les jours. Sa position ordinaire et la plus commode dans le lit était le décubitus presque sur la face, le ventre étendu devant lui, le menton appuyé sur l'avant-bras : de cette façon il ressentait moins la pression de l'abdomen sur le dos.

On lui administra de fortes doses de liqueur de potasse et de l'extrait liquide du fucus vesiculosus. Ces médicaments étaient employés séparément et aussi en combinaison.

Au moment de son admission à l'hôpital il pouvait à peine porter la main à sa bouche. Le dix-huitième jour, il pouvait s'asseoir sur son lit ; quarante et un jours plus tard il pouvait longer le corridor avec l'aide d'un bâton. A la fin de six semaines il parcourait une distance de trois-quarts d'un mille et revenait.

Le plus étrange côté de l'observation consiste, peut-être, dans ce fait, que lorsqu'il quittait l'hôpital il était d'une livre et demie (anglaise) plus lourd que lorsqu'il y était entré. L'explication en est que la perte en matière adipeuse était remplacée par du muscle. (?)

Cette augmentation musculaire apparaissait dans le changement de forme de ses membres inférieurs, car il avait gagné énormément en force pour se tenir debout, se promener et donner des coups de pieds. La force de sa main du côté des fléchisseurs avait presque doublé.

Obs. XVI. — Je dois l'observation suivante à l'obligeance de mon excellent ami, le Dr C. G. Comegys (de Cincinnati, Ohio).

Monsieur de C..., âgé de 36 ans, est venu me voir en novembre 1875 pour demander un traitement contre l'obésité et des attaques épileptiformes.

Sa taille est de 167 centimètres; constitution nervoso-lymphatique, cheveux blonds, yeux bleus ; dans sa jeunesse il a eu une fièvre scarlatine qui s'est guérie en lui laissant une surdité presque complète ; à part cet accident, bonne santé générale. Poids 247 livres (anglaises) (111 kilogrammes). L'obésité remonte à huit ans environ quoique le malade y ait été toujours prédisposé.

Son père est un peu obèse.

Pour lui, il n'a jamais abusé de boissons alcooliques, mais il a toujours bu beaucoup d'eau, fumant avec excès (huit à douze cigares forts par jour).

Il mange beaucoup, aime les gâteaux chauds servis avec de la mélasse.

Il a le sommeil lourd, ronfle fortement et est très-difficile à réveiller.

Les fonctions digestives sont irrégulières, la langue chargée, l'haleine un peu fétide.

Depuis quelques mois il a eu des attaques épileptiformes, toujours pendant la nuit. Je lui ai recommandé un traitement basé sur le chapitre entraînement de votre thèse sur l'obésité.

J'ai commencé par un purgatif mercuriel suivi de légers purgatifs salins répétés tous les matins avant déjeuner. Régime composé de viandes fraîches, œufs et légumes verts; le moins possible de matières grasses, sucrées ou féculentes, très-peu d'eau et seulement en cas de besoin pressant, un peu de pain grillé et 200 grammes de thé à chaque repas.

La privation d'eau lui était surtout très-difficile à supporter.

Je lui recommandai beaucoup d'exercice, principalement promenades rapides à pied (dix à douze kilomètres par iour), du sciage du bois; une fois par semaine, après s'être chaudement habillé, promenade rapide à pied suivie du bain froid.

Après six semaines, je constatais une diminution de poids de 40 livres anglaises (le kilog. $=$ 2 livres 21), c'est-à-dire près d'une livre par jour.

Il y avait en même temps une amélioration générale et progressive des plus satisfaisantes.

Les convulsions cessèrent et deux fois seulement le malade eut des attaques légères dues à l'abus de tabac (je l'avais réduit à un demi-cigare matin et soir). Le sommeil était devenu paisible, les fonctions digestives régulières, les urines limpides et légèrement colorées, la fétidité de l'haleine avait disparu et il y avait au point de vue physique et moral une amélioration très-marquée. Il y a plus d'un an que je n'ai revu ce malade, mais sa femme m'écrit (7 avril 1877) dans les termes suivants : « Sa santé est beaucoup meilleure qu'elle n'a été depuis des années : je suis heureuse de vous dire qu'il n'a plus eu de ces terribles attaques (convulsions) depuis 7 mois. »

Obs. XVII.— L'observation suivante m'est personnelle. M. H... (de province) s'est présenté chez moi le 1er février 1877.

Il est très-obèse (pèse au moins 100 kilog.); état normal mauvais, très-découragé.

Fonctions digestives très-altérées, pas d'appétit, aversion prononcée pour la viande, vomissements glaireux le matin, sommeil troublé par des cauchemars, bronchite, palpitations du cœur, essoufflement rapide lorsqu'il marche, ne peut faire un kilomètre à pied sans être incommodé, abolition presque complète des fonctions génésiques.

Ce malade nie énergiquement tout excès alcoolique, mais je n'ajoute aucune confiance à ses dénégations.

Après examen attentif, je trouve que le cœur et le poumon sont dans un état assez satisfaisant.

Je lui recommande le traitement suivant : régime lacté pendant six semaines, privation absolue de toute boisson alcoolique, promenade à pied, tous les jours, aussi longue et aussi rapide que possible en augmentant progressivement le chemin parcouru.

Une fois par semaine, au moins, promenade rapide à pied, chaudement habillé, suivie d'une douche froide; à limiter le séjour au lit à sept heures sur les vingt-quatre; pas de sommeil pendant la journée.

De temps en temps, suivant les besoins, un purgatif

salin le matin (eau de Pullna ou de Friederichshall).
Ce malade se présente de nouveau chez moi le 24 mars ; il
est à peine reconnaissable ; son teint est frais et bon, son
état moral des plus satisfaisants.

Il me raconte qu'il a suivi assez exactement le traitement recommandé, seulement qu'il a ajouté au régime,
depuis quelque temps de la viande qu'il mange avec le
plus grand plaisir :

Le sommeil est devenu bon et il n'a plus de cauchemar;
les fonctions digestives sont régulières, plus de vomissements le matin, plus de bronchite, plus de palpitations du
cœur.

Il a constaté une amélioration des fonctions génésiques,
et se trouve très-satisfait des résultats obtenus.

Les longues promenades à pied se font sans difficulté.

Il a fait jusqu'à vingt-quatre kilomètres à pied dans la
même journée, sans en avoir éprouvé une grande fatigue,
et quelques jours avant cette visite une course de cinq
kilomètres en trois quarts d'heure.

Il a diminué de vingt kilogrammes de poids.

Obs. XVIII (personnelle). — M.***, gérant de chemin de
fer (superintendent), âgé de 34 ans; pèse (2 mai 1876)
169 livres anglaises, taille 1^m72; genre de vie sédentaire.

Quoiqu'il ne soit pas très-gras, M.*** souffre de son
embonpoint.

Il abuse de la nourriture féculente et sucrée, boit de la
bière et des alcools, sans grands excès, prend beaucoup
d'eau et de lait.

Traitement recommandé :

Régime; viandes fraîches, légumes verts, grande modération pour le pain et les farineux, fruits frais, privation
absolue d'alcool et de bière, usage de l'eau, comme
boisson, aussi restreint que possible, demi-tasse de café

De l'Obésité.   17

noir, peu ou pas sucré, à chacun des deux repas. Autant d'exercice rapide à pied que possible.

Douche ou bain froid tous les matins ; une fois, au moins, par semaine, promenade rapide à pied, chaudement habillé, suivie de douche ou bain froid.

Médication ;

1° Scammonée : un gramme.

A prendre trois fois par semaine, au moment de se coucher et pendant un mois ;

2° Liqueur de potasse : 200 grammes.

Eau distillée : 1000 grammes.

A prendre, pendant deux semaines, deux cuillerées à bouche après chaque repas, dans un grand verre d'eau pure. Si ce médicament est bien supporté, le continuer, à la même dose, pendant une nouvelle période de quinze jours.

Ce monsieur m'écrivit en ces termes, le 31 mars 1877.

« Pendant que j'ai suivi votre traitement, j'ai senti une amélioration sensible ; je n'ai pas pris des notes précises mais je puis vous dire de mémoire, que j'ai diminué de poids, pendant les quinze ou vingt premiers jours, d'environ une livre (anglaise) par semaine.

Plus tard la diminution fut plus rapide et est parvenue à deux livres par semaine.

Je suis arrivé, en somme, de 179 livres habillé avec des vêtements d'été, à 157 livres avec des vêtements d'hiver.

Depuis quelque temps je n'ai pas suivi avec exactitude vos indications et je recommence à augmenter un peu.

Le traitement, que je trouve excellent, ne m'a été préjudiciable sous aucun rapport ; bien au contraire ma santé générale est meilleure. »

M. Teissier, professeur de clinique à Lyon, m'a communiqué les observations suivantes qui sont d'un fort grand intérêt.

« Rapports de l'obésité avec les maladies du système **nerveux.**

Obs. XIX. « — M. M..., 45 ans, affecté de péri-encéphalite diffuse, est devenu monstrueux depuis le début des accidents. »

Obs. XX. — Obésité dans les affections organiques du système nerveux :

F..., frère à l'Hôtel-Dieu, était fort mince, il y a trente ans :

Il est resté maigre jusqu'à ces dernières années. Attaché alors au service de la cave, sa vie est devenue un peu sédentaire.

Il a eu plusieurs attaques d'hémiplégie; et depuis ce temps il a engraissé d'une façon colossale. »

Obs. XXI. — « M. Teissier a vu encore récemment un malade de Vienne (Isère) qui était maigre il y a trois ans, et souffrait de la diarrhée; mais qui ayant été brusquement atteint de phénomènes paralytiques est devenu rapidement obèse. »

Obs. XXII. — « Mme B... (de Saint-Etienne) 57 ans; ménopause à 52 ans. Depuis cette époque douleurs lancinantes et térébrantes dans les jambes : troubles de la coordination.

Aujourd'hui (mai 1877) symptômes complets de l'ataxie locomotrice.

Depuis trois ans son embonpoint s'est progressivement accru. Elle a gagné depuis ce temps plus de 28 kilogs. »

Obs. XXIII — « Obésité dans les névroses. Mme de B..., âgée de 36 ans; depuis huit ans affection rhumatismale articulaire; impressionnabilité extrême; gastro-entéralgie, peu ou pas d'appétit : maux de cœur; règles très-douloureuses. Moins elle mange, plus elle semble disposée à grossir : parois abdominales adipeuses. »

Obs. XXIV. — « *Stéatose avec nervosisme chez un enfant de 2 ans*. M. V., (de Lyon).

Mère très-nerveuse ; père très-nerveux aussi. A l'âge de 2 ans aphonie qui a persisté pendant trois ans. Depuis l'âge de 5 ans toux étrange, quinteuse, accompagnée de râclement incessant de la gorge, mouvements choréiques des épaules, de la tête et des muscles de la face. Obésité allant toujours en augmentant : poids 45 kilos : faim boulimique. Dispositions intellectuelles normales et heureuses : caractère vif et très-impressionnable. »

Obs. XXV. — « Obésité ; nervosisme.

Mlle R... de F..., 18 ans ; mère très-maigre, névropathique ;

A 12, 13, 14 ans développement naturel.

A dater de cette dernière époque, apparition des règles qui s'établissent mal.

Depuis lors gastralgie, maux de tête, palpitations, troubles nerveux variés.

L'embonpoint augmente progressivement et à 17 ans, véritable obésité qui a persisté pendant plusieurs années et qui a disparu graduellement à dater de 20 ans sous une influence indéterminée. »

Obs. XXVI. — « Mlle..... (de Marsigny), 30 ans, embonpoint prononcé, grande fraîcheur du visage ; aphonie nerveuse ; toux sèche : gastralgie ; vomissements ; diarrhée. Constriction de la gorge ; palpitations ; étouffements : douleurs abdominales ; dysménorrhée, sensation de froid glacial. Elle a engraissé beaucoup depuis deux ans qu'elle est malade.

Chose bizarre, on remarque une respiration un peu obscure à droite entremêlée de petits râles muqueux.

Elle a du reste un frère phthisique. »

Obs. XXVII. — Troubles nerveux anciens. Hémiplégie hystérique récente. Depuis cette époque, embonpoint considérable.

Mme V... (de Vienne, Isère), 20 ans, salle Saint-Roch, n° 7 (service du professeur Teissier, de Lyon).

Depuis l'âge de 13 ans, l'époque à laquelle elle fut réglée pour la première fois, cette jeune femme vit toujours la menstruation s'effectuer d'une façon normale.

Mais à la suite de gros chagrins, survenus il y a trois ans, elle éprouva des troubles nerveux variés : maux de tête, d'estomac, difficulté dans les digestions, troubles de la calorification, palpitations, etc.

Elle devint fort impressionnable ; pleurait sans raison, éprouvait de temps à autre la sensation d'une boule remontant de l'épigastre à la gorge, avec constriction à ce niveau.

Il y a un an, sentiment de lassitude très-prononcé dans les membres inférieurs. Bientôt cette lassitude s'accentue dans la jambe gauche ; depuis sept mois le bras du même côté a notablement perdu de sa vigueur ; il est comme engourdi, et le siége de fourmillements fréquents.

A son entrée dans les salles (avril 1877) on constate très-nettement les signes d'une hémiplégie gauche incomplète (parésie avec anesthésie tactile, thermique et générale), sans déviation de la face qui a conservé son expression naturelle.

On note encore de l'hyperesthésie lombaire, de la sensibilité à la pression au niveau des deux ovaires, mais surtout à gauche.

Rien du côté de l'intelligence, ni des organes des sens.

Avec cela Mme X... a toutes les apparences d'une belle santé ; « elle ne paraît point surtout anémique ; elle est fortement musclée et a des membres volumineux ; elle est douée en outre d'un grand embonpoint qui s'accentue très-visiblement avec les malaises qu'elle éprouve, bien qu'elle s'alimente moins qu'autrefois.

« *Depuis que je suis souffrante* », dit-elle, « *j'ai presque doublé de volume, et cependant je mange beaucoup moins.* »

Obs. XXVIII. — Mlle X... (de Lyon) a eu la fièvre typhoïde à l'âge de 18 ans.

Bientôt après, elle se mit à tousser d'une façon tellement tenace qu'on éprouva des inquiétudes sérieuses, et qu'on craignit le début d'une phthisie pulmonaire; d'autant mieux que la toux était accompagnée d'amaigrissement prononcé, de sueurs profuses et d'une perte absolue de l'appétit.

Mais voilà que la bronchite disparaît et que Mlle X... se met à vomir d'une façon répétée, à engraisser notablement et contracte une diarrhée des plus tenaces.

Il y a toujours des sueurs profuses; celles-ci sont tellement abondantes, qu'entre 4 et 6 heures du soir, Mlle X... doit se coucher et qu'il faut placer dans son lit un réservoir destiné à recueillir le liquide qui avait traversé la literie.

Cependant elle engraisse toujours.

Plus tard enfin les sueurs et la diarrhée cessent. Mais elle se met à tousser et a plusieurs hémoptysies.

La menstruation est irrégulière.

Malgré ces étranges symptômes qui durent successivement pendant des mois, et même des années, l'embonpoint augmente progressivement et atteint le chiffre d'au moins 90 kilogs.

Sous l'influence d'exercices prolongés et de grands voyages, mais après douze ans de maladie, Mlle X... tend à revenir à l'état naturel. »

Obs. XXIX. — « Stéatose, hypochondrie, nervosisme.

Mme G..., blanchisseuse, 60 ans, est très-hypochon-
driaque ; depuis la ménopause elle a considérablement
grossi.

Fait curieux à noter, son fils, âgé de 35 ans, qui est aussi
fort hypochondriaque, devient obèse depuis qu'il présente des symptômes de nervosisme. »

Obs. XXX. — « M. Teissier a vu récemment une jeune
fille du département de Saône-et-Loire, ayant les apparences de la plus brillante santé.

Cette jeune personne, affectée d'aphonie nerveuse, présente les signes d'une névropathie générale ; elle a en
outre quelques râles muqueux aux deux sommets ; mais
ce qu'il y a de remarquable chez elle, c'est que depuis
qu'elle est malade, elle a considérablement augmenté
d'embonpoint. »

Obs. XXXI. — « *M. C...,* 45 *ans, obésité coïncidant avec
un état général étrange, caractérisée par de la polyurie et
des sueurs profuses.*

Les urines présentent tantôt de l'albumine, tantôt de la
glycose, tantôt des phosphates en excès.

Grande faiblesse générale.

Le 30 novembre 1875, phénomènes d'anurie, douleurs
des reins, envies fréquentes d'uriner, impossibilité de
rendre plus de 1 à 2 cuillerées d'urine.

L'introduction d'une sonde en gomme ne laisse écouler
que quelques gouttes d'urine.

Administration d'une tisane d'uva ursi avec deux
grammes de nitrate de potasse.

Le lendemain, évacuations de 2 à 3 litres d'urine. »

Obs. XXXII. — « Mme D... de F... vient consulter

M. Teissier, sous prétexte qu'elle maigrit depuis plusieurs mois.

A ce moment elle pèse pourtant 110 kilos. Mais auparavant elle pesait 160 kilos : cet embonpoint était venu brusquement à la suite de la ménopause.

L'examen des urines décèle l'existence du sucre.

Quelques semaines après, elle meurt subitement. »

FEMMES.

Obs. XXXIII. Maccary, loc. cit., p. 41. — « Mme N. D...
(de Paris), fleuriste, rue Saint-Denis, n" 51, a toujours eu une bonne santé jusqu'à l'âge de 12 ans.

A cette époque, s'étant livrée à un parfait repos pour apprendre son état, et ensuite, pour l'exercer avec profit, son embonpoint augmenta de manière à la rendre obèse au dernier degré.

Pesée quelques années avant que sa maladie fût parvenue à sa dernière période, elle pesait trois cent cinquante livres, poids de marc.

J'allai chez elle pour la mesurer ; je fus fort fâché d'apprendre qu'elle était morte en trois jours d'une maladie inflammatoire, le 8 janvier dernier. »

Obs. XXXIV. Wadd, Cursory remarks, p. 113. « Elisabeth Stuart, morte à Cambridge, 28 mars 1807, âgée de 44 ans, pesait 322 livres (anglaises).

Dès l'enfance elle avait une tendance à l'obésité ; elle menait une vie régulière, mais inactive et paresseuse.

Sa nourriture se composait principalement de légumes et de pâtisseries ; *elle buvait constamment*, consommant plus d'un gallon (huit pintes) chaque nuit.

Morte subitement.

Elle avait quatre enfants qui avaient tous de la tendance à devenir obèses. »

Ons. XXXV, Percy et Laurent, *Dict. des sc. méd.*,
t. VII, 1813, p. 104 et seq.

« On voit dans les cabinets de l'École le plâtre de
Marie-Françoise Clay, née à Vieille-Eglise, de parents
qui étaient dans l'indigence et qui n'étaient pas remarquables par leur corpulence.

Elle fut réglée à 13 ans et mariée à 25.

Malgré un embonpoint déjà remarquable, elle suivait
à pied son mari, dont l'état forçait à de longs voyages ;
elle en eut six enfants, dont elle ne put conserver qu'un
seul.

« Le dernier de ces enfants fut conçu à trente-quatre
ou trente-cinq ans, époque à laquelle cette femme avait
déjà acquis un très-grand embonpoint, mais, ni des couches assez rapprochées, ni l'indigence presque absolue
dans laquelle elle se trouva bientôt après, n'en retardèrent
les progrès, et on la vit obligée de mendier son existence
à la porte d'une église, excitant pendant plusieurs années
la pitié des fidèles, autant par sa monstrueuse obésité que
par son extrême indigence.

« Cette femme avait cinq pieds un pouce de hauteur, et
cinq pieds deux pouces de circonférence, mesurée au niveau
de l'ombilic ; sa tête, petite pour le volume de son corps,
se perdait au milieu de deux énormes épaules, entre lesquelles elle semblait immobile. Son cou avait disparu et
ne laissait entre la tête et la poitrine qu'un sillon de plusieurs pouces de profondeur ; celle-ci avait une circonférence et des dimensions prodigieuses dans quelque sens
qu'on l'examinât ; en arrière, les épaules soulevées par la
graisse formaient deux larges reliefs ; de sa partie antérieure, pendaient deux mamelles de vingt-huit pouces de
circonférence à leur base, et dix pouces de longueur à
partir de là jusqu'au mamelon, et qui retombaient ensuite
sur le ventre, qu'elles recouvraient jusqu'auprès de l'om-

bilic sur ses côtes ; le volume de la graisse amassée sous
les aisselles tenait les bras soulevés et écartés du corps ;
le ventre, séparé en avant de la poitrine par un large et
profond sillon, et surmonté, ainsi que l'on vient de le
voir, n'était pas relativement aussi volumineux que la
poitrine. Ses parois amincies par six grossesses, n'avaient
qu'une épaisseur médiocre, et son volume paraissait tenir
uniquement à celui des viscères contenus ; mais les lombes
avaient deux pieds et demi de largeur ; et les hanches,
pourvues d'un énorme embonpoint, et relevées jusque sur
les côtés de la poitrine, semblaient faites pour la soutenir, et pour fournir au bras un point d'appui. Les cuisses
et les jambes, outre leur grosseur, avaient pour caractère
bien remarquable celui d'être creusées à de petites distances par des sillons circulaires et profonds, comme chez
les enfants bien nourris. Au milieu de ces difformités, les
membres supérieurs avaient conservé leurs formes ; leurs
proportions premières, et leur augmentation de volume,
loin de les rendre difformes, leur donnait au contraire ce
genre de beauté que Rubens avait pris pour modèle. »

« Malgré cet excessif embonpoint et les altérations des
formes et des proportions qui en étaient la suite, cette
femme faisait chaque jour plus de deux mille pas pour
aller à la porte de son église et pour en revenir. Sa respiration était courte et gênée, à la vérité, surtout lorsqu'elle
avait marché, mais elle n'éprouvait ni suffocation, ni
palpitation ; *son appétit était très-grand* ; sa digestion
très-bonne, quoiqu'elle ne mangeât que très-peu ; son
esprit vif et assez gai, malgré l'abjection et la misère dans
lesquelles elle vivait. »

« A quarante ans ; ses règles, qui, jusqu'alors avaient
paru avec beaucoup de régularité, cessèrent. Elle éprouva
aussitôt des difficultés de respirer, des suffocations et des
palpitations irrégulières. A ces symptômes se joignirent,

au bout de quelques mois, une infiltration légère des
membres inférieurs et plusieurs crevasses à la peau, par
lesquelles une grande quantité de sérosité s'écoulait. Elle
entra alors dans un grand hôpital, où elle fut traitée par
les purgations et par les diurétiques ; au bout de quelque
temps, elle sortit soulagée. Mais, peu de temps après, les
mêmes symptômes s'étant manifestés de nouveau avec
une couleur rouge, livide, et une tuméfaction des traits
de la face, elle entra dans un autre hôpital, où, par l'effet
des remèdes analogues, elle éprouva le même soulagement.
Accoutumée à trouver dans les purgatifs un adoucisse-
ment à ses maux, elle en fit un fréquent usage pendant
plusieurs années, ce qui n'empêcha pas la maladie de
faire des progrès ; ils furent tels que la malade fut con-
trainte d'entrer à l'Hôtel-Dieu, le 17 mars 1806.

« Elle était obligée, pour éviter d'être suffoquée, de se
tenir jour et nuit dans une position presque verticale,
assise dans son lit, ou sur le bord de son lit, appuyée sur
ses mains et les pieds par terre. Malgré cette position,
sa respiration était courte, pénible et comme retardée.
Elle disait éprouver dans le côté gauche de la poitrine des
palpitations que son embonpoint ne permettait pas de
sentir ; mais son pouls était petit, serré et intermittent
au bout de quatre pulsations ordinairement ; sa face était
en même temps tuméfiée ; ses conjonctives rouges ; son
nez et ses lèvres livides ; son ventre gros, mais sans fluc-
tuation sensible au toucher ; ses membres supérieurs et
inférieurs étaient infiltrés, froids et livides. Enfin tous les
symptômes s'aggravèrent, et la malade périt au bout
d'une agonie de plusieurs heures.

« Le tissu cellulaire graisseux cutané, sur la ligne
médiane, avait les épaisseurs suivantes, savoir :

« Région antérieure : crâne, 2 lignes ; nez, 1 ligne ;
menton, 10 ; cou, 1 pouce 6 lignes ; poitrine, 2 pouces

6 lignes ; abdomen, 1 pouce ; région pubienne, 4 pouces.

« Région postérieure : cou, 6 lignes ; dos, 2 pouces ; lombes, 2 pouces 6 lignes ; région sacrée, partie supérieure, 3 pouces ; partie moyenne, 1 pouce 6 lignes ; région coccygienne, 2 pouces.

« Pour la tête : aux tempes, 6 lignes ; aux oreilles, 0 ; aux paupières, 0 ; sur les arcades zygomatiques, 6 lignes.

« Pour la face : parotides, 2 lignes ; l'épaisseur des joues, 1 pouce 6 lignes ; sur l'acromion, 1 pouce 2 lignes.

« Pour les bras : sur le trapèze, 1 pouce 3 lignes ; sur le grand dentelé, 2 pouces ; à l'insertion du deltoïde, 0 ; à l'humérus, 2 pouces ; à la partie postérieure du bras, 2 pouces ; à la partie antérieure, 1 pouce ; sur l'olécrâne, 3 lignes ; à la circonférence de l'avant-bras, 6 lignes ; sur les doigts, 2 lignes ; à la paume des mains, 6 lignes ; aux mamelles, 7 pouces de diamètre, 10 pouces de long ; à la hanche, 4 pouces ; à la hauteur des trochanters, 3 pouces ; à la partie inférieure de la cuisse, 1 pouce 6 lignes ; à la partie moyenne externe de la jambe, 1 pouce 6 lignes ; à la base externe du pied, 10 lignes ; au centre de la fesse, 3 pouces ; à la partie postérieure de la cuisse, 2 pouces ; à la partie supérieure de la jambe, 1 pouce 6 lignes ; à la partie inférieure, 2 pouces ; au talon, 1 pouce ; partie moyenne de la plante, 10 lignes.

« Le tissu cellulaire des parties que nous venons d'indiquer, offrait plusieurs nuances : 1° aux paupières et dans quelques autres endroits exempts de graisse, il contenait un peu de sérosité, et paraissait d'un tissu très-délicat ; 2° au devant du pubis, sur les hanches, dans l'épaisseur des mamelles, il formait des pelotons de la grosseur d'une noix, et qui semblaient s'être accrus dans tous les sens. On trouvait, en les examinant avec soin, la même structure que dans les paquets graisseux ordinaires, seulement ils semblaient moins cellulaires, mais la graisse ne paraissait pas pour cela déposée dans des cavités visibles, comme est la sérosité dans les membranes qui l'exhalent.

« 3° Dans d'autres points, comme sur la ligne médiane de la poitrine, etc., le tissu cellulaire semblait ne s'être accru que dans un sens, et ses cellules, allongées du sternum vers la peau, donnaient aux paquets graisseux une apparence fusiforme très-remarquable.

« 4° Dans d'autres parties, comme au ventre, aux fesses et ailleurs, le tissu graisseux avait une apparence fibreuse.

« 5° Enfin, on trouva, dans d'autres parties, autour de certains tendons, un tissu cellulaire également exempt de graisse et de sérosité, et très-remarquable par son extensibilité et la facilité avec laquelle il se prêtait aux mouvements de ces parties.

« De ces cinq variétés de tissus cellulaire, il en est quatre que l'on rencontre bien constamment dans l'homme sain, et dont on peut assigner les régions et les limites ; le tissu cellulaire, graisseux, séreux, fibreux, et enfin le tissu cellulaire extensible et élastique du voisinage des tendons et de certaines articulations. »

Obs. XXXVI. (Percy et Laurent, *Dict. des sciences médicales*, t. VII, 1813, p. 104.) — On voit en ce moment à Paris une jeune Allemande qui est dans un état d'obésité remarquable ; elle se nomme Frédérique Ahrens ; elle est âgée de 20 ans, et pèse 450 livres. Elle pesait 13 livres à l'époque de sa naissance, 42 livres à 6 mois, et 150 livres à 4 ans.

« A l'âge de 6 ans, elle portait sa mère, et annonçait un très-grand développement dans la taille et les forces physiques.

« Elle a aujourd'hui 5 pieds 6 pouces de hauteur, et autant de circonférence, mesurée antour du bassin.

« Ses bras ont 18 pouces de circonférence, et la graisse y forme des bourrelets comme on en remarque aux cuisses des enfants très-gras.

« Elle est très-sensible au froid, et lorsque nous la vîmes, le 31 mai, à midi, elle paraissait souffrir de son impression, et avait la peau des bras et de l'avant-bras d'une couleur violacée.

« Elle peut porter de chaque main un poids de 250 livres, paraît assez agile, et marche pendant une heure sans avoir besoin de se reposer.

« Elle a la respiration courte et difficile quand elle monte un escalier.

« Elle fut réglée à 9 ans.

« Elle mangeait beaucoup de laitage pendant son enfance ; depuis plusieurs années, elle ne consomme pas plus d'aliments qu'une personne ordinaire.

« Elle boit beaucoup de thé.

« Sa santé n'a jamais éprouvé le moindre dérangement ; elle est fort gaie, et n'a pas la moindre inquiétude sur son état. »

Obs. XXXVII. (Heyfelder, *Ungewöhnliche Fettbildung, und Corpulenz bei einem 3 1/2, Jahre alten Maedchen, Med. Zeitg.*, v. *Verein für Heilkunde in Preussen*, 1834, n° 2.

— « Une fille de 3 ans et demi, de parents journaliers, d'apparence faible et maigre, était remarquable par la petitesse de la taille et la maigreur qu'elle présentait lors de sa naissance. Elle prit le sein avec ardeur, mais dut être sevrée à 3 semaines, vu la faiblesse de la mère : elle fut alors nourrie de lait de vache frais et de pain. A 6 mois elle commença à présenter un embonpoint et une corpulence extraordinaires qui ne firent qu'augmenter.

Au moment de l'examen médical, l'enfant pesait 49 1/4 livres (wurtembourgeoises) ; la longueur du corps était de

3 pieds et 3 pouces 1/2 (Mes. wurtemb. nouvelles), le périmètre horizontal de la tête au niveau du front et de l'occ-
ciput était de 1 pied 8 pouces ; le périmètre vertical
passant par le menton et le vertex, de 2 pieds 1 pouce ; la
largeur de la poitrine, entre les deux épaules, de 8 pouces
1/2 ; le contour du thorax en passant sur les mamelons et
dans l'aisselle, de 2 pieds 9 pouces 1/2 ; le contour de
l'abdomen au niveau de l'ombilic, de 2 pieds 9 pouces ; la
circonférence du bras était de 8 pouces 1/2, celle de l'avaut-
bras de 7 pouces 1/2, celle de la cuisse de 1 pied 5 pouces,
du mollet de 9 pouces 1/2.

Le front est régulièrement voûté, l'occiput de forme
normale, le crâne couvert de cheveux jaune brun ; les
traits de la face sont aimables, les joues luisantes, le cou
très-court et très-gras, la peau brunâtre, un peu flasque ;
les seins sont bombés, les mamelons saillants, les organes
génitaux complètement développés.

L'enfant est essoufflée quand elle monte l'escalier et
quand elle court rapidement ; elle est irascible, attaque
d'autres enfants plus âgés qu'elle et les maîtrise d'ordinaire. Du reste, elle est gaie et aime la musique. L'appétit
est bon et l'alimentation consiste en bouillon, farineux,
pommes de terre, lait et eau. Le sommeil est bon et prolongé ; les fonctions naturelles s'accomplissent normalement, la peau est toujours sèche : jamais on n'observa trace
de sueur ; la dentition se fit bien ; la santé fut toujours
bonne. L'enfant eut la rougeole et la scarlatine sans autres
complications.

L'enfant aîné de la famille était également très-obèse,
plus même que la petite en question ; c'était également
une fille ; elle souffrait fréquemment de *dyspnée* et de
convulsions ; elle mourut de convulsions à l'âge de 2
ans.

Les autres enfants vivants, un garçon et une fille, plus

âgés, sont vigoureux, sains, d'un bon embonpoint, sans présenter aucune tendance à l'obésité.

Il est à remarquer encore que l'enfant en question a le système osseux très-délicat, mais malgré l'épais pannicule adipeux, elle n'a jamais présenté d'écorchure, ce qui est dû probablement à la sécheresse de la peau. Quand l'enfant est nue, on n'observe presque pas de transition entre la cuisse et la jambe : il semble que les deux régions se confondent. Le village habité par l'enfant est situé dans un endroit élevé, sain, nullement humide ni marécageux. Il est donc impossible d'invoquer ici l'opinion de *Petitgrew* qui admet la fréquence de l'obésité et de la corpulence, surtout dans les localités humides. »

Obs. XXXVIII. (Dr Aran, médecin des hôpitaux, *Union médicale*, 1851, p. 229 et seq.) *Obésité excessive sui-vie de mort, chez une femme de vingt-cinq ans.*

« Le 1er avril dernier est entrée à la salle Saint-Antoine (service de M. Rostan), une femme de taille moyenne, âgée de vingt-cinq ans, affectée d'obésité, avec quelques signes de la bronchite et une gêne de la respiration, voisine de l'asphyxie. Des renseignements communiqués par cette femme, il résultait que, bien portante et bien conformée, jusqu'à l'âge de vingt et un an, elle avait, à cette époque et à la suite de sa seconde couche, commencé à prendre de l'embonpoint. D'abord elle ne s'en était pas inquiétée ; mais cet embonpoint avait fait continuelle-ment des progrès, et en quatre ans elle était parvenue aux proportions monstrueuses où nous la voyons en ce moment.

Depuis quelques mois, elle avait été prise de gêne de la respiration, par suite et aussi à cause du volume énorme de son corps, elle était condamnée à un repos presque absolu. La malade ne savait, au reste, à quelle cause rapporter cette hypertrophie du tissu cellulo-graisseux ; elle n'avait rien changé à son régime habituel.

Il serait difficile de se faire une idée de l'aspect hideux que l'obésité avait donné à cette malade. La tête se perdait dans les épaules par l'intermédiaire d'un cou monstrueux et démesuré ; les traits de la face étaient altérés par l'hypertrophie énorme des joues, du menton, des paupières, etc.

Les mamelles, aussi volumineuses que la tête d'un adulte, retombaient sur l'abdomen, dont les parois également hypertrophiées descendaient sur les cuisses. A travers les parois, il était facile de sentir que l'abdomen contenait lui-même, dans l'épiploon et autour des viscères abdominaux, une grande quantité de graisse. Les membres avaient acquis un volume énorme ; en les palpant on éprouvait sous le doigt cette sensation de mollesse que donne naturellement le tissu graisseux, et l'impression des doigts restait dans ces tissus comme dans le cas d'œdème.

Au reste, la partie inférieure des jambes et les pieds étaient fortement œdémateux.

« Voici quelques-unes des mesures qui furent prises pendant la vie :

Circonférence du tronc, prise au niveau de l'ombilic.......	1^m 55
— de la cuisse.............................	0^m 88
— du genou...........	0^m 45
— du mollet.................................	0^m 51
— du bras.................................	0^m 47
Epaisseur de la paroi abdominale, muscles compris.........	0^m 12
— — sans les muscles.........	0^m 08
— des parties molles thoraciques...............	0^m 09
— de la mamelle.............................	0^m 16

Par un oubli bien regrettable, la malade ne fut pas pesée ; mais on peut, sans exagération, évaluer son poids à 200 kilogrammes au moins. En présence de la gêne extrême de la respiration, qui se traduisait d'une manière évidente par la coloration violacée de la face, il n'y avait pas à hésiter ; plusieurs saignées lui furent pratiquées, et chaque saignée fut suivie d'un tel soulagement, que la malade les réclamait avec instance. L'examen des cavités abdominale et thoracique, rendu d'ailleurs fort difficile par l'épaisseur des couches de graisses déposées dans leurs parois, ne faisait reconnaître aucune altération profonde, mais seulement quelques signes de bronchite. Néanmoins la dyspnée augmentait, et dans les derniers jours de sa vie, la malade restait continuellement assise dans son lit ou sur un fauteuil. La mort eut lieu *subitement* le 1er mai.

L'ouverture du corps montra l'existence d'une grande quantité de graisse dans le tissu cellulaire de tout le corps, et même dans les cavités abdominale et thoracique. Il y en avait beaucoup à l'origine des gros vaisseaux, à la base et à la surface du cœur, dans les médiastins antérieur et postérieur. On en trouvait encore entre la plèvre et les parois de la poitrine et, comme Dupuytren en a déjà fait la remarque, la graisse ne correspondait pas aux espaces intercostaux, mais aux corps des côtes, le long desquelles elle formait une multitude de languettes qui avaient jusqu'à plusieurs pouces de long ; dans la cavité péritonéale, les organes semblaient littéralement perdus au milieu de la graisse ; il y en avait partout, et les épiploons avaient un pouce ou deux d'épaisseur. Néanmoins, *aucun organe* n'avait subi de transformation graisseuse. Les muscles n'avaient perdu aucun de leurs caractères ; ils semblaient même *avoir subi un véritable accroissement de tissu*, bien que dans certains points ils fussent recouverts, comme à l'abdomen, par une couche graisseuse épaisse de cinq travers de doigt.

Quant aux altérations morbides auxquelles on pouvait rattacher la mort et les accidents éprouvés pendant la vie, on observa un cœur au moins quadruplé de volume, avec des cavités hypertrophiées, mais surtout énormément dilatées, rempli d'une espèce de gelée noirâtre ; ses orifices et ses valvules parfaitement sains, contrastaient même, ainsi que les gros vaisseaux, par leurs petites dimensions, avec les proportions qu'avaient acquises les cavités cardiaques. Les poumons, ainsi que presque tous les organes intérieurs étaient gorgés de sang ; ils étaient œdémateux, laissaient suinter à la coupe un liquide spumeux, rougeâtre, les bronches, dilatées, étaient le siége d'une congestion très-intense et d'une coloration violacée que l'on pouvait suivre jusque dans les dernières ramifications ; elles contenaient un mucus épais et visqueux. Le foie, très-volumineux, était gorgé de sang, mais sans autre altération. La rate était au moins doublée de volume, mais non ramollie. Les reins étaient fortement congestionnés et hypertrophiés ; la substance corticale était le siége d'une injection vive et d'une coloration violacée que l'on suivait jusque dans la substance tubuleuse ; les bassinets eux-mêmes étaient fortement injectés. Partout le système veineux était le siége d'une congestion et d'une dilatation très-prononcées. « Comment la graisse qui est dans la proportion de un vingtième environ avec le poids total du corps chez un sujet adulte ou d'un embonpoint ordinaire, peut-elle se déposer, en un cas donné, dans le tissu celluleux et graisseux jusqu'à former la moitié, les $\frac{4}{8}$ du poids total du corps ? »

Obs. XXXIX. — (T. Langdon, H. Down, *Lond. Hosp. Rep.*, vol. I, p. 97, 1864, analysée en *Schmidt's Jahrb.*, Bd. 127, p. 172, 1865). Une petite folle idiote, très-délicate jusqu'à sept ans, fut admise à treize ans à l'établissement des idiots d'Earbswood. Elle pesait alors 113 livres avec ses habits, sa taille étant de 3 pieds. Elle *mangeait* immodérément et pesa à l'âge de vingt ans 151 livres, sans avoir grandi : la menstruation n'était pas encore établie. En novembre 1858, le Dr Doron la soigna ; elle *mangeait beaucoup* toujours, surtout des végétaux ; elle pesait alors 196 livres et avait de grandes difficultés à se mouvoir. On limita son régime ; au déjeûner on lui donnait 6 onces de pain, 1/3 d'once de beurre, 10 onces de lait coupé (1 partie de lait pour 2 parties d'eau) ; à midi on lui donnait 4 onces de viande désossée, 8 onces de pommes de terre, 2 onces de légumes verts, 6 onces de pudding, 10 onces d'eau ; le soir on lui faisait prendre 6 onces de pain, 1/3 d'once de beurre, 10 onces de lait coupé. En même temps on la faisait marcher, et chaque jour pendant une heure on la forçait à tourner une lourde manivelle.

Sous l'influence de ce régime, l'embonpoint n'augmenta que faiblement après trois ans ; sa taille était alors de 4 pieds et 4 pouces, son poids de 210 livres et la taille (circonférence) mesurait 55 pouces. Malgré son âge (25 ans), elle n'avait pas de poils dans le creux axillaire, et quelques-uns seulement dans la région du pubis ; pas de menstruation ni d'inclinaison sexuelle. Elle marchait lentement et avec peine, mais ne pouvait se relever seule quand elle était tombée ; elle souffrait de *dyspnée* et troublait le sommeil des personnes qui l'entouraient par sa respiration bruyante ; elle était toujours somnolente et très-malpropre.

Le régime restreint qui lui était imposé, fut néanmoins suivi d'une augmentation de l'obésité ; l'iodure de potassium, administré à des doses de 2 grains 1/2, 3 fois par jour pendant 6 mois ne détermina aucune diminution du poids du corps, mais empêcha du moins le dépôt de nouvelles quantités de graisses, sans troubler la santé géné-

rale. La liqueur de potasse (10 gouttes 3 fois par jour) détermina une légère diminution du poids du corps, mais
aux dépens de la santé et dut être interrompue après
10 semaines.

Obs. XL. (Hildmann, *Das Fettkind in Steinfurt, Deutche
Klinik*, n° 42, 1865, p. 393). — L'enfant grasse de Steinfurt
est la quatrième enfant d'un boulanger F. S..., qui, de
même que sa femme, est plutôt maigre que corpulent. Les
autres enfants sont également maigres, et l'enfant en
question était même très-débile lors de sa naissance et
conserva son embonpoint naturel pendant l'allaitement
maternel, jusqu'à la quatrième semaine. A partir de ce
moment l'embonpoint ne fit qu'augmenter, et à la treizième
semaine les bandes qui servaient à envelopper l'enfant
étaient devenues trop courtes.

A l'âge de 17 semaines l'enfant pesait 35 livres et fut
sevrée, parce qu'on attribuait ce développement insolite
aux qualités trop nutritives du lait de la mère. Nourrie
ensuite de lait de vache et de pain blanc avec des pommes
de terre, l'enfant gagna tellement en poids que celui-ci
montait à 48 livres (24 kilog.) à 9 mois.

Néanmoins toutes les fonctions s'accomplissaient régulièrement et la dentition eut lieu sans symptômes morbides, seulement elle ne pouvait ni se tenir debout ni marcher.

L'enfant était très-remuante la nuit, et en été elle présentait un intertrigo très-prononcé dans les plis profonds
du corps. Quand elle eut atteint l'âge d'un an, les parents
eurent recours à des médecins pour combattre ce développement extraordinaire du corps ; c'est ainsi que l'enfant a
été traitée par des médecins et des professeurs des environs, par l'iode, par les diaphorétiques, par le phosphate

acide de chaux, selon les vues propres à chacun d'entre eux, et tout cela sans résultat.

Le lecteur peut se faire une idée approximative de cette masse de graisse, qui, à l'âge de 3 ans et 10 mois, présente une longueur de 113 centimètres et les chiffres suivants indiquent la périphérie des différentes parties du corps.

Tête autour des tempes.....................	60 centimètres.
Cou....................................	49 —
Epaule, en passant par l'apophyse coracoïde..	123 —
Poitrine au niveau des mamelons............	102 —
Abdomen — de l'ombilic.............	130 —
— — des crêtes iliaques........	118 —
Cuisse — du grand trochanter.......	71 —
Genou.................................	50 —
Mollet.................................	27 —
Articulation tibio-tarsienne.................	22 —
Bras à l'insertion du muscle deltoïde........	36 —
Coude.................................	30 —
Avant-bras.............................	26 —
Poignet................................	20 —

A regarder la tête de l'enfant, qui est munie d'une chevelure noire épaisse, formant quatre tresses, dont deux atteignent le sacrum et présentent une longueur de 48 centimètres, mesurés depuis le vertex, on dirait une fille bien développée dont l'aspect est un peu assombri par suite de la saillie que fait au-dessus des yeux le tégument chargé de graisse ; la bouche, le nez et les yeux sont rapprochés, et les joues, chargées de graisse, masquent les oreilles par devant.

L'intelligence de l'enfant est bonne ; ses sens et ses fonctions parfaits, si ce n'est la respiration qui est un peu gênée et entrecoupée de soupirs : 45 à 50 inspirations par minute.

Le pannicule adipeux qui couvre la poitrine rend toute

percussion impossible ; au moyen du stéthoscope, on entend dans toute l'étendue de la poitrine, quelques bruits respiratoires, quelquefois des râles muqueux.

Le pouls est mou, onduleux ; 120 pulsations par minute.

Dans l'abdomen, la percussion indique une dilatation considérable de l'estomac et des intestins facile à reconnaître, grâce au son tympanique.

Selles régulières, plutôt liquides ; excrétion urinaire diminuée et irrégulière ; sueurs rares, peau rude, fraîche au toucher.

L'enfant passe son temps dans le décubitus dorsal ou assise sur une chaise munie de bras. Elle ne peut se mettre sur son séant, ni mouvoir ses jambes; mais elle peut se servir de ses bras pour manger et pour boire ; l'appétit est bon, mais elle ne mange pas à l'excès.

Les extrémités osseuses paraissent épaissies.

On eut recours au Dr Bode et à moi pour la traiter. »

(Ici l'auteur donne l'analyse des urines, avec beaucoup de détails, faite journellement depuis le 30 août jusqu'au 8 septembre.)

« Outre l'obésité bien constatée, nous voyons un autre fait qui ressort de nos observations, c'est qu'il existe un trouble dans le système uropoiétique, entraînant non-seulement une diminution de la quantité d'urine excrétée, mais encore une excrétion de substances qui ne peuvent être considérées comme prises normalement dans le sang par les reins, mais comme des portions détachées de certains dépôts morbides formés sous l'épithélium, c'est-à-dire dans la région du tissu cellulaire.

« Le pronostic ne paraissait pas trop défavorable, vu qu'il n'y a point impossibilité à écarter, insensiblement, les causes de mort rapide qui en général atteignent les personnes obèses, et qu'en outre l'enfant jouissait relativement d'une très-bonne santé.

Le régime ordonné consistait en lait écrémé, caséine fraîche, lait caillé, pain de gluten, œufs, viande et jus obtenu en exprimant fortement une masse formée par les extrémités osseuses de jeunes animaux et les os de volailles rôties. Le sel ordinaire, dont l'effet est d'engraisser, devait être soigneusement exclu.

Comme médicament l'enfant prit d'abord du phosphate de fer avec extrait de noix et de la tisane de feuilles de noyer. »

« Nous pensions avoir trouvé de quoi fournir des matériaux au système osseux si défectueux en donnant du jus des os, contenant une grande quantité de particules osseuses très-fines et faciles à digérer. »

« Le 14 septembre après que l'enfant eut été soumise pendant quelques jours au traitement indiqué, on fit une nouvelle analyse de l'urine. Elle était encore chyleuse et renfermait de l'épithélium et des globules graisseux ; elle présentait une réaction acide et cette acidité persista jusqu'au lendemain par une température de 25°,6, dans une chambre.

Le 16 septembre, nous allâmes visiter l'enfant et la trouvâmes très-gaie. Le gonflement tympanique dé l'abdomen avait diminué, les selles étaient plus solides qu'auparavant et colorées en noir par l'oxyde de fer, l'excrétion urinaire était augmentée, le maintien moins nonchalant, et la peau qui jusqu'alors était extrêmement tendue, se laissait légèrement plisser.

Les parents de l'enfant assuraient que son sommeil était devenu bien plus tranquille, et que les déjections ne répandaient plus une odeur aussi forte qu'avant.

Le traitement devait être poursuivi selon les prescriptions; je ne sais combien de temps il en sera ainsi, vu les moyens limités des parents.

Du reste, les malades et leurs familles finissent par se

lasser d'un traitement qui exige toujours une certaine durée, lorsqu'il s'agit de modifier l'échange nutritif d'un organisme. »

Obs. XLI. — « En 1868, Mlle X..., âgée de quinze ans, petite de taille, visage coloré d'un rose vif, d'une grande fraîcheur; sa figure est jolie, ses yeux sont grands et expressifs; le ventre est très-développé, les mains sont potelées; elle regarde d'un œil d'envie les jeunes filles qui dansent près d'elle, et se plaint souvent d'avoir un embonpoint si exagéré pour son âge. Elle demande à chacun une recette pour faire disparaître la graisse chez les jeunes filles atteintes d'obésité précoce.

Au commencement de 1868, nous eûmes l'occasion de la voir et nous fûmes frappé des progrès de son embonpoint. Elle se plaignit amèrement d'engraisser toujours. Les seins étaient énormes, et elle n'avait pas seize ans !

Pendant l'hiver de 1869, nous eûmes occasion de revoir cette jeune fille et nous la reconnûmes parce qu'elle était avec sa mère, sans quoi nous n'aurions pû reconnaître celle qui, six ou huit mois avant était si grasse et si fraîche. Les seins avaient presque entièrement disparu; plus de ventre en saillie; les mains sont amaigries et ridées; la figure, surtout, nous frappe ; plus de fraîcheur; des poils follets couvrent les joues; le front est ridé; les paupières sont légèrement pendantes; les couleurs roses ont disparu : un air maladif s'étend sur sa personne. Nous sommes attristé, craignant qu'elle ne soit atteinte d'une maladie organique.

Visite faite à sa mère, nous apprenons que la viande rôtie est le seul aliment de son enfant depuis sept mois ; pas de pain ; pas de légumes ; rien que de la viande rôtie; de l'eau pour boisson.

Le père est médecin ; les repas sont pris en son absence :

il ignore tout. Il constate la diminution de poids sans en être inquiet, et il est heureux de voir sa fille avec les proportions de son âge.

Avril 1870. Le père est inquiet de sa fille, qui est maladive et garde la chambre. Elle a tout avoué. Son médecin prescrit un régime fortifiant pour combattre l'anémie, et des promenades au grand air.

On loue une maison de campagne ; on fait prendre de l'exercice à l'enfant ; ses forces reviennent un peu ; son teint reste le même ; on remarque les rides de la face qui lui donnent un air de vieille fille : elle ne souffre plus.

Février 1874. Nous avons revu Mlle X... Son teint est resté le même ; les poils follets sont plus épais et donnent à la figure une expression de souffrance ; sa santé paraît bonne. Elle est heureuse d'être maigre, et dit qu'elle recommencerait son régime de viande rôtie si la graisse reparaissait. »

(L'observation précédente m'a été communiquée par un ami étranger à la médecine.)

Obs. XLII. — « L. T... est entrée à l'hospice de la Salpétrière (cinquième division, cinquième section) dans le service de M. le Dr Moreau (de Tours), le 20 avril 1875.

Elle est âgée de onze ans et pourtant elle est atteinte d'une obésité tellement considérable qu'elle pèse 89 kilogs. Elle ne peut répondre aux questions qu'on lui adresse, et est absolument idiote : tout au plus peut-elle dire *papa*, avec beaucoup de peine. Elle a de la difficulté à marcher et pourtant elle tâche de jouer et rit aux éclats quand elle tombe. Souvent aussi elle pleure avec la même facilité. Elle ne retient pas ses matières et *gâte*. On a beaucoup de peine à la coucher vu que tous les lits sont trop petits, trop étroits plutôt, pour elle,

En consultant ses parents nous avons pu avoir quelques intéressants renseignements :

1° Absence totale de précédents héréditaires ; 2° développement très-précoce. Elle a fait ses dents à l'âge de huit mois, et à l'âge de quatorze mois la première dentition était terminée. A ce moment elle parlait, était très-intelligente, était, au dire de sa mère, un *petit prodige.* Elle était très-maigre ; puis, vers l'âge de quatre ans, elle a commencé à engraisser. En même temps son intelligence a disparu. Les règles sont arrivées de très-bonne heure (à l'âge de neuf ans).

Actuellement, elle les a encore *très-abondantes*; les reins sont extrêmement volumineux, assez pour être difformes, même chez une femme de quarante ans. Il paraît qu'elle a une tendance marquée à la masturbation.

' Il y a quinze jours, elle est sortie de l'hospice, n'ayant suivi aucun traitement que l'exercice, et peut-être aussi une nourriture inférieure. C'est pour cela peut-être que nous avons constaté une diminution de poids de 11 kilogrammes. L'état mental n'est pas changé. »

Je dois cette cette observation à mon ami, M. Ch. Richet, interne des hôpitaux de Paris (docteur en médecine, 1877).

BIBLIOGRAPHIE

ARAN. — *Union médicale*, p. 229, 1851.

BANTING, W. — *A letter on corpulence addressed to the public*, 3ᵉ éd. London, 1864. Trad. franç. Paris, 1864.

BANTING. — *A cure for corpulence*. (*British medical Journal*, p. 99, jan. 21, 1864).

BARKHAUSEN. — *Merkwürdige allgemeine Fettablagerung bei einem Kinde von 5 1/2 Jahren* (*Hannov. Annal.*, III, n° 2, 1843).

BARTHOLIN, TH. — *Historiarum anatomicarum Centuria*, III, cap. 32 Hafniæ, 1657.

BASS. — *Diss. de obesitate nimia*. In-4°, Erfordiæ, 1740.

BÉCLARD. — *Traité élémentaire de physiologie humaine*, 6ᵉ édit., p. 626. Paris, 1870.

BEDDOES. — *Th. Medizinische Schriften* 1ʳ Bd. (*Aus dem Engl.* Leipzig, 1794).

BENZENBERG. — *Voigt's Magazin für den neuesten Zustand der Natur-kunde*, Bd. VI.

BERAULT. — *Ergo præstat gracilem esse, quam obesum*, in-4°, Parisiis, 1620.

BETZ, FR. — *Das Todd gegen Fettsucht* (*Würtemb. med. Corresp. Bl.* n° 19, 1851).

BICHAT, XAV. — *Anatomie générale*, t. I, pp. 142, 146. Paris, 1821.

BOINET. — *Un mot sur l'amaigrissement par le fucus vesiculosus* (*Gaz. des hôpitaux*, n° 14, 1863.

BONET, Th. — *Sepulchretum* (Edit. altera, t. III, p. 553. Lugduni, 1700).

BUECHNER, A.E. — *Diss. de insolito corporis augmento, frequenti morborum signo*, in-4°. Halle, 1752.

BUNSEN. — *Erfahrungen im Gebiete der Geburtshülfe.—Fettsucht* (*Neue Zeitschr. f. Geburtsk*, Bd. VII, Ht. 1, 1841).

CAILLAUD. — *De l'obésité*. Thèse de Paris, 1865.

CHAMBERS. — *On corpulence* (*Lancet*, May et June, 1850).

CHAMBERS, TH. KING. — *Corpulence, or excess of fat in the human body*. London, 1850.

CHAPMAN. —*A remarkable case of obesity without any external appearance of corpulency, accompanied with hydrocephalus* (*London, med. Repository*, vol. XI, p. 378, 1814).

COLE, J. — *Philosph. Transact.* Apr. 16, p. 188, 1751. — *Philos. trans. abridged*, vol. X, p. 184. London, 1809.

COLLIER. — *Ergo graciles ut obeses fervidiores. ita phlebotomiæ opportuniores*, in-4°. Parisiis, 1604.

DANCEL. — *Physiologie appliquée des formes du corps humain corrigées et par suite les facultés intellectuelles perfectionnées par l'hygiène*. Paris, 1865.

DANCEL, Fr. — *De l'influence qu'exercent les boissons sur l'engraissement et l'obésité* (*Bull. de thérap.*, t. LXVII, p. 44, juillet 1864).

DANCEL. — *Traité théorique et pratique de l'obésité, avec plusieurs observations*, etc. Paris, 1863.

DANCEL. — *Métrorrhagies chez les femmes chargées d'embonpoint* (*Gaz. des hôpitaux*, n° 73, 1866).

DANCEL.— *Coup d'œil sur le traitement curatif de l'obésité* (*Bull. de thér.*, 30 mai 1864).

DANNECY. — *Préparation de l'extrait hydro-alcoolique de fucus vesiculosus* (*Bull. de thérap.*, t. LXIII, p. 160, août 1862).

DARDONVILLE. *De l'obésité*. Thèse de Paris, 1811.

DON. — *Remarkable case of obesity in a hindoo boy aged 12 years* (*Lancet*, p. 363. April 1859).

DOWN T. LANGDON, H. — *London hosp. Rep.*, vol. I, p. 97, 1864.

DUCHESNE-DUPARC. — *Du fucus vesiculosus et de son emploi contre l'obésité* (*Gaz. des hôpitaux*, 13 et 15 fév. 1862. — *Journ. de méd. de Bruxelles*, août 1862).

DUCHESNE-DUPARC. — *Sur les propriétés fondantes et résolutives du fucus vesiculosus, sur l'emploi de cette plante dans le traitement de l'obésité* (Compt.-rend. de l'Académie des sciences, t. XLVIII, p. 1154, 1859).

DUCHESNE-DUPARC, L.-V. — *Du fucus vesiculosus, de ses propriétés fondantes et de son emploi contre l'obésité et ses différentes complications*. Paris. 1860.

DUCHESNE-DUPARC. —*Nouveaux exemples d'amaigrissement par l'emploi du fucus vesiculosus* (*Gaz. des hôpitaux*, n°ˢ 8 et 14, 1863).

DUCHEK.— *Ueber das Verhalten des Alkohols im thiereschen Organismus* (*Prager Vierteljahrschr.* Bd. XXXIX, p. 104, 1853).

DUPUYTREN. — *Observation sur un cas d'obésité, suivie de maladie du* cœur et de la mort (*Journal de méd. et chir. de Corvisart*, t. XII, p. 262, oct. 1806).

Durand-Fardel. — *Etude sur la pathogénie de la diathèse urique, du diabète et de l'obésité* (*Bull. de l'Acad. de méd. de Belgique*, n° 3, p. 249. 1869).

Ebert. — *Diss. de obesitate nimia et morbis inde oriundis*, in-4°, Gœttingæ, 1780.

Ehrlich. — *Diss. de obesorum ad morbos mortemque declivitate*, in-4°. Halæ, 1730.

Eichman. — *Fettsucht mit Chlorosis* (*Med. Zeitg. des Ver. f. Heilk. in Preussen*, n° 42, 1853).

Eschenmayer. — *Tübingen Blätter* (Jahrg., Bd. 1, pp. 261 et 285, 1805.

Ettmüller. M. (Resp. G. M.Wiedemann). — *De corpulentia nimia*, in-4°, Jenæ, 1681, et Oper., t. II, part. 2, p. 878.

Fauvot, A. — *Essai sur l'obésité*. Thèse de Paris, n° 4, 1807.

Fleckler. — *Zur Balneotherapie des Diabetes mellitus, mit besonderer Berüchsichtigung der Wirksamkeit de Carlsbader Thermen gegen dieses Leiden* (*Deutsche Klinik*, n°ᵇ 9 et 10, 1871).

Fleckler. — *Zur Balneotherapie des Diabetes mellitus mit Rücksicht auf die Saison 1865 in Karlsbad* (*Berliner Klin. Wochenschr*. Bd. III, n° 29, 1866).

Flemyng-Malcolm. — *Discourse on the nature and cure of corpulency*. London, 1757, 1760, 1810).

Foissac. — *Remarques sur l'embonpoint et la maigreur* (*Union médicale*, 16 mars 1864).

Foubert. — *Traitement de l'obésité par les eaux chlorurées sodiques et par l'eau de mer en particulier*. Paris, in-8°, 1869.

Friderici. — *Diss. de corpulentia nimia*, in-4°. Ienæ, 1670.

Gaehtgens, C. — *Ueber Fettbildung im Thierkörper* (*Dorpath, medical Zeitzchr.*, Bd. I, p. 12, 1872).

Gasnier. — *An obesis somnus brevis salubrior ?* Paris, 1733.

Gebel. — *Horn's Archiv für pract. Medicin.*, p. 328, 1809.

Girtanner, Chr. — *Ueber die Fettigkeit* (*Salzburger medicin-Chir. Zeitung*, Bd. I, p. 232, 1795).

Glais, J. — *De la grossesse adipeuse*. Thèse de Paris, n° 164, 1875.

Gordon, S. — *Case of fatty degeneration in a boy 14 years of age* (*Dublin quarterly Journal of med.*, Sci. Vol. XXXIII, p. 340, 1862).

Graefe, C. F. — *Fall einer lebensgefährlichen, glücklich geheilten Fettsucht.*

Graefe, und von Walther's (*Journal der Chirurgie*, Bd. IX, Heft. 3, p. 367).

Guensburg, F. — *Neue Notizen zur Histologie und Genesis der Krebsge-bilde* (*Günsburg Zeitschr.*, Bd. IV, n° 1, 1853).
Guentz. — *Journal de médecine*, t. II, p. 92.

Harvey, F. — *Corpulence and its diseases*, 4° éd. London, 1864.
Hofmann, F. — *Diss, de pinguedine seu succo nutrititio superfluo*, in-4°. Halæ, 1718, et Oper. supplem., II, p. 1., p. 537.
Hoenerskopf. — *Fettsucht bei zwei Kindern* (*Zeitschr. des deutsch. Chir. Vereins*, Bd. IX., p. 31. 1855).
Heyfelder. — *Ungewöhnliche Fettbildung und Corpulenz bei einem 3 1i2 Jahr alten Mädchen* (*Med. Zeit. v. Ver. f. Heilk. in Preussen*, n°. 2, 1834. — *Schmidt's Jahrb.*, Bd. I, p. 410, 1834).
Hufeland. — *Fettsucht Encyclop. Wörterb. der medicin Wissenschr.* Berlin, Bd. XII, p. 147,

Jæger, G.F. — *Vergleichung einiger durch Fettigkeit oder colossale Bildung ausgezeichneten Kinder und einiger Zwerge.* Stuttgard, 1821.
Janssen, W.X. — *Pinguedinis animalis consideratio physiologica et pathologica.* Leydii. 1784.
Jeitteles. — *J. Merkwürdiger Fall von Heilung einer Fettsucht durch den Gebrauch der Adelheidsquelle und der Ischler soolbäder* (*Hufeland's Journal*, Ht. 8, p. 94, 1838).
Juette, A. — *De adipis genesi*, Berolini, 1850.

Kaertner. — *Hamburg Magaz.*, t. II, p. 356, et Schaeffer, *Hufeland's Journ.*, t. XLIII.
Kisch, E.H. — *Die Cur der Fettleibigkeit in Marienbad.* (Marienbad 1873).
Kisch. — *Die Fettleibigkeit der Frauen in ihrem Zusammenhang mit den Krankheiten der Sexualorgane.* Prag., 1873.
Kisch, H. — *Ueber den Einfluss der Fettleibigkeit auf Krankheiten der weiblichen Sexualorgane* (*Berliner Klin. Wochenschr.*, n° 20, 1867).
Kisch, H. — *Ueber Obesitas der Frauen und deren Folgezustände* (*Wiener med. Presse*, n°s 15, 16, 19, 20, 1870).
Kuehn, C. F. — *Puella mirandæ corpulentiæ* (*Nova Act. Acad. Natur. curios.*, t. I, p. 225).
Kuehn, O. B. — *De pinguedine in primis humana.* Leipsiæ, 1825.

Lehuen-Dubourg. — *Recherches sur les causes de la polysarcie.* Thèse de Paris, 1864.
Leidenfrost, J. G. — *Diss. de morbis adipis humani.* Duisburgi, 1772.
Lenhossek, Mich. A. — *Institutiones physiologiæ organismi humani.* Viennæ, vol. I, p. 100, 1822.

Londsdale, Edw. F. — *Analysis of 3,000 cases of various kinds of deformities (Lancet*, vol. II, pp. 188, 218, 1855).

Lorry. — *Mémoire sur la graisse considérée dans le corps humain, sur ses effets, ses vices et sur les maladies qu'elle peut causer (Mémoires de la Société royale de médecine*, p. 97, 1779).

Ludwig, C. G. — *Progr. de celeri obesitate causa debilitatis in morbis.* Leipsiæ, 1769.

Maccary, A. — *Essai svr la polysarcie.* Paris, 1811.

Marcé. — *Cas de polysarcie (Bull. de l'Acad. de méd.* Sept., n° 23, p. 1206, 1857).

Marchal (de Calvi). — *Recherches sur les accidents diabétiques et essai d'une théorie générale du diabète.* Paris, 1864.

Marcolini, F.-M. — *Notizie sopra un caso de polipionia (Annales univ. d'Omodei.* Febbrajo, vol. LIII, p. 340, 1830).

Marcuse, H. — *De obesitate nimia.* Berol. 1819

Meckel J.-F. — *Handbuch der pathologischen Anatomie.* Bd. II, Abth. 2, p. 119. Leipzig, 1818.

Meissner, H. — *Ueber Wohlbeleibtheit nach den neuern Erfahrungen zusammengestellt (Schmidt's Jahrbücher*, Bd. 127, p. 168, 1865).

Menville. — *De l'emploi du fucus vesiculosus contre l'obésité (Gaz. des hôpitaux*, n° 46, 1863).

Menville. — *L'emploi du fucus vesiculosus contre l'obésité (Gaz. des hôp.*, n° 44, 1864).

Minel. — *De l'obésité.* Thèse de Strasbourg, 1859.

Monnier (Le). — *An in macilentis liberior quam in obesis circulatio.* Paris, 1740.

Mokricki, (de Modlin). — *Pamietnik, tow. lek. Warsz.* III, 328, 342, 1873. *Anal, in Canstatt's Jahresb*, Bd. I, p. 407. 1873.

Niemeyer Fel. — *Die Behandlung der Korpulenz nach dem sogenannten Bantingsystem.* Berlin, 1866.

Odier, L. — *Manuel de médecine pratique.* 3° édit. Genève et Paris, p. 269. *De l'obésité*, 1821.

Paget, J. — *Lectures on nutritious hypertrophy.* London, 1847.

Panouze (L. de la). — *Traité de l'embonpoint ou obésité.* Paris, 1837.

Percy et Laurent. — Art. *Obésité (Dict. des Sc. méd.*, t. XXXVII, p. 1, 1819).

Perrin. — *De l'influence des boissons alcooliques sur la nutrition (Compte-rendu de l'Acad. des Sc.*, 1864. *Gazette hebdomadaire*, 1864).

Perroud. — *De la polystéatose viscérale (Journal de médecine de Lyon.* Sept. 1865).

Petit, Ch. — *De la longueur de la poitrine considérée dans ses rapports avec l'obésité et la maigreur ; des moyens de combattre l'obésité, et du mode d'action, dans ce cas, des eaux de Vichy* (*Union médicale*, nos 34 et 35, 1854).

Popper, M. — *Das Verhältniss des Diabetes zu Pankreasleiden und Fettsucht* (*Oesterr. Zeitschr. für prakt. Heilkunde*, Bd. XIV, no 11, 1868).

De Pré. J. F. — *De eo quod citius moriantur obesi, quam graciles secundum Hippocratis aphorismum*, Sect. II, no 14. Erfordiæ, 1724.

Putnam. Mary, C. — *De la graisse neutre et des acides gras.* Thèse de Paris, 1871.

Quellmalz. — *De pinguedine ejusque sede etiam secundum quam præter naturam constituta.* Lips., 1748.

Rahn-Escher. — *Fettsucht* (*Schweizer Zeitschr Heft.* I, p. 80, 1854).

Reichel, O. Fr. — *De malis ex adipe nimio, oriundis.* Diss. Berol. 1824.

Reussing. — *Diss. de pinguedine sana et morbosa.* Jenæ, 1791.

Richter, A. L. — *Adiposis* (*Encyclop. Wörterb. der med. Wissensch.* Berlin, Bd. I, p. 433, 1828).

Riemer. — *Diss. de obesitatis causis præcipuis.* Halæ., 1778.

Roche, L. Ch. — Art. *Obésité* (*Dict. de méd. et de chir. prat.*, t. XII, p. 97. 1834),

Roeser. — *Die Fettsucht in Bezug ihres Einflüsses auf den tödtlichen verlauf bei Typhus und andern fieberhaften Krankheiten* (*Memorabilien*, Bd. V, no 3, 1860).

Russel. — *A case of polysarka, in which death resulted from deficient arterialisation of blood* (*Brit. Med. Journ.* March, 3, 1866. Salzburg, *méd. chir. Zeitung*, Bd. IV, p. 304, 1815).

Santeul, L. — *Resp. E. L. Geoffroy, An parcior obesis quam macilentis sanguinis missio.* Th. Paris, 1747.

Sauvages (Fr, Boissier de). — *Nosologie méthodique suivant l'esprit de Sydenham.* Lyon, t. IX, p. 106, 1772.

Schaeffer, J. G. — *Historia sectionis obesi juvenis* (*Nova acta Academ. Naturæ Curiosorum*, t. I, p. 106. Voir la reproduction de ce cas *in Raige-Delorme*, art. Polysarcie (*Dict.* en 30 vol., t. XXV, p. 557).

Schaper, J. E. — *Diss. de obesitate nimia.* Rostochii.

Schindler, C. S. — *Reductionscur zur Verhütung und Heilung der Fettsucht.* Wien, 1868.

Schindler. — *Traitement curatif et préservatif de l'obésité et de ses suites aux eaux de Marienbad.* Paris, 1870.

Schindler. — *Monströse Fettsucht* (*Wiener med. Presse.* nos 16 et 17, 1871. *Anal in Canstatt's Jahresberichte*, Bd. II, p. 281, 1871).

SCHMIDT, C. C. — *Schmidt's Jahrb*, Bd. XXXVI, p. 144. 1842.

SCHOBZIUS, S. — Miscell. curiosorum naturæ, obs. LXXXVII, 1671.

SCHRŒDER. — *De adipis sani et morbosi causis*. Diss. Berlin, 1832.

SCHULZE. — *Diss. de pinguedine*. Halæ, 1739.

SCHULZ. — *Diss. de obesitate*. Lugd. Bat. 1652.

SEEGEN, J. — *Aphorismen über Diabetes mellitus* (*Wiener med. Wochen-schrift*, Bd. XX, n° 18, 1870).

SEEGEN, J. — *Der Diabetes mellitus auf Grundlage zahlreicher Beobach-tungen dargestellt*. Leipzig, 1870.

SEIFERT. — *Diss. physiol. pathol. de pinguedine*. Gryphiswaldiæ, 1794.

SHORT, Th. — *Discourse on the causes and effects of corpulency*. London, 1727.

SHORT. — *On the causes and effects, prevention and cure of corpulency* (London, 1753).

SIGMUND. — *Ueber die Inunktionskur, ihre Wirkung and Indicationen* (*Wien, med. Wochenschr*, Bd. XVI, n° 50, 1866).

SIGWART. — *Diss. obesitatis corporis humani therapia*. Tub. 1775.

SIGWART, G.-F. — *Polysarciæ nosologia* (Diss., Tübingen, 1756).

SIMON. — *De la polysarcie considérée comme imminence morbide ou comme maladie, et de son traitement* (*Gaz. méd. de Paris*, p. 648, 1842 ; et *Bull. gén. de thérap.*; sept. 1842).

SINCLAIR, J. — *The code of health and longevity* (Ext. in Bibliothèque britannique, Science et Arts ; t. XLIV, p. 83, 1810).

SMITH, Edw. — *On the influence of exercise over respiration and pulsation with comments* (*Edinburg, med. and Surg. Journal*, vol. IV, p. 614, 1859).

SMITH, Edw. — *On some of the cyclical changes in the human system connected with season* (*Med. chir. Transact.*, vol. XLII, pp. 91-110; 1859).

SMITH, Ed. — *Dietary in diseases, Obesity* (*Lancet*, 14 et 21 mai, n°ˢ 20 21, 1864).

SPECK, C. — *Ein Fall von Lipämie* (*Archiv. des Vereins für wissench. Heilk*, Neue Folge, Bd. I, p. 242, 1864).

STARK, K. W. — *Allgemeine Pathologie* (Leipzig, pp. 1065, 1067, 1085.1838).

TARONI, LENOFONTO. — *Sulla poliponia. Lettere al suo cugino Fr. Taroni, Annali univ. d'Omodei*. Aprile, vol. LXX, p. 37, 1834.

TELESUIS. — *Vorläufige Nachrichten von einem ungewöhnlich in dicken. Kinde* (*Voigt's Magazin*, Bd. V, 289). *Reflexionen und Bemerkungen über ein im eigentlichsten Sinne des Wortes, im Fette ersticktes Kind* (*Voigt's Magazin*, Bd. V, p. 408).

TELESUIS. — (*Voigt's Magazin*), *für den neuesten Zustand der Natur-kunde*, Bd. V, pp. 288, 408. Voir l'article *Polysarcie*, de M. Raige-Delorme (Dict. en 30, p. 564).

THOMAS, ROB. — *Nouveau traité de médecine pratique* (Trad. de l'angl. par J.-H. Cloquet, t. II, p. 255. Paris, 1818).

TOPINARD. — *L'Anthropologie*. E. Rainwald et Cie. Paris, 1877.

TROUSSEAU et DANCEL. — *Traitement de l'obésité* (*Journ. de méd. et de chir. prat. Revue de therap.*; juillet, p. 347, 1856).

TWEEDIE, J. — *Hints on temperance and excrcise in the case of polysarcia.* etc. London, 1797.

VACHER, L. — *De l'obésité et de son traitement.* Paris, 1873.

VAULPRÉ, J.-M. — *De obesitate, commodis et noxis.* Th. de Montpellier, 1782.

VEIEL (Von). — *Specieller Bericht über die Resultate der Heilanstalt für Flechtenkranke* (in den Jahren, 1855, 1861. Anhang, Anal. in *Schmidt's Jahrbücher*, Bd. CXVII. p. 301. Jahrg. 1863).

VESDRIES. — *Diss. de pinguedinis usibus et documentis in corpore human* Giessæ, 1702.

VILLEBRUN, H.-A.-E. — *Des fausses grossesses.* Th. de Paris, 1865.

VOGEL, J. — *Korpulenz, Ihre Ursache, Verhütung und Heilung*, etc. Leipzig, 1865.

WADD, W. — *Cursory remarks on corpulence, or obesity, considered as a diseases.* London, 1822.

WADD, W. — *Comments on corpulency lineaments of leanness*, etc. London, 1829.

WALTHER, A.-F., resp. Pohl. J.-C. — *Diss. de obesis et voracibus eorumque vitæ incommodis atque morbis* (Lausannæ, 1734 ; in *Halleri Disp. Anat.*, t. III).

WARDELL, J.-R. — *Remarks on obesity read before the western med. et Surg. Soc. of London* (London, *Med. Gazette.* March et April, 1849).

WEISKE, H., et WOLDT, E. — *Untersuchungen über Fettbildung im Thierkörper* (*Zeitchr. f. Biol.*, Bd. X, p. 1, 1874).

WOLF, J. — *Diss. de obesitate exsuperante.* Jenæ, 1683.

WORTHINGTON, L. S. — *De l'obésité, Etiologie, hygiène et thérapeutique.* Thèse de Paris, 1875.

WUCHERER, C.-L. — *De corpulentia nimia,* diss. Jenæ, 1716.

WUNDERLICH, C.-A. — *Handbuch der Pathologie und Therapeutie*, Bd. I, 2, Aufl. Stuttgard, 1852.

ZIMMER, K. — *Ein Beitrag zur Lehre vom Diabetes mellitus* (*Deutsche Klinik.*, Bd. XIX, p. 151, 1867).

ZIMMER, K. — *Der Diabetes mellitus sein Wesen und seine Behandlung* (1. *Heft.* Leipzig, 1871).

Journal de thérapeutique, publié par M. A. GUBLER, n° 16, 25 août 1876, pp. 626 et 627.

« LIÉBAUT (JEAN). — Trois livres de l'embellissement et ornement. Paris, 1582.

MOORE. — In *Med. Times and Gaz.* 1856.

Dict. de Larousse. Art. *Entrainement.* 1870. »

ERRATA

Page 10, ligne 30, au lieu de *de,*   lisez *des.*
  »   34, » 30, ( ) note *p.* 20,   » *pp.* 20 et 21.
  »   58, » 9,   »   *Habituel,*   » *Ordinaire.*
  »   81, » 23,   après *jours,*   » *l'obésité se dissipa.*
  »   83, » 17, au lieu de *Pettenkoker,* » *Pettenkofer.*
  »   95, » 14,   après *digestion,*   » *et.*
  »   96, » 7, au lieu de *Krebsbilde,* » *Krebsgebilde.*
  »   97, » 3,   »   1830,   » 1860.
  »   97, » 28,   »   *de,*   » *sur.*
  » 133, » 30,   »   *je viens,*   » *il vient.*
  » 161, » 16.   »   *médecine,*   » *médecines.*
  » 162, » 16,   après *d'eau,*   » *coupée avec du lait.*
  » 162, » 1, au lieu de *oie,*   » *d'oie.*
  » 162, » 2,   »   *anguille,*   » *d'anguille.*
  » 169, » 2,   »   *maladie,*   » *maladies.*
  » 183, » 28,   »   *d'échantillon,* » *d'échantillons.*
  » 190, » 1,   après *deuxième,*   » *course de.*
  » 190, » 3,   »   *sans,*   » *les courses de.*
  » 190, » 5,   »   *troisième,*   » *course de.*
  » 190, » 9,   »   *quatrième, .*   » *course de.*
  » 190, » 14,   »   *première,*   » *course de.*
  » 190, » 16,   »   *deuxième,*   » *course de.*
  » 190, » 18,   »   *troisième,*   » *course de.*
  » 190, » 20,   »   *quatrième,*   » *course de.*
  » 193, » 22,   »   *première,*   » *course de.*
  » 197, » 34, au lieu de *éait,*   » *était.*

TABLE DES MATIÈRES

FIN

Paris. — Typ. A. PARENT, imp. de la Faculté de Médecine, rue M.-le-Prince, 29-31.